腸回転異常症

診療ガイドライン

編集　日本小児外科学会

東京医学社

序

　小児外科の疾患は多臓器かつ多領域に及ぶ。これまでは厚生労働省科学研究費補助金による研究班や研究会が主体となり，特定の小児外科疾患に対するガイドラインが作成されてきた。しかしその数は限られ，さらに多くの疾患に対するガイドライン作成が期待されている。

　本診療ガイドラインは，日本小児外科学会が中心となって作成された初めてのガイドラインである。どの疾患を対象としてガイドラインを作成するかについては慎重な議論がなされ，小児外科疾患として特徴的な臨床像を呈し，かつ有効な診断・治療が行われない場合には重篤な後遺症を併発する「腸回転異常症」を取り上げることになった。本疾患は，これまでにも多くの重篤な短腸症候群を結果として招いている重要な小児外科疾患の一つであり，その治療方針についてもさまざまな意見があるところから，診療ガイドラインを作成する意義が十分にあるとの結論にいたったものである。

　今回のガイドライン作成に際しては，「Minds 診療ガイドライン作成マニュアル 2017」に準拠することとし，可能な限り客観性を保ち透明性の高いガイドラインとすることを目指した。その結果は，本ガイドラインを参照される読者諸賢のご判断を仰ぎたいと考える次第である。

　また，ほかの多くの希少小児外科疾患がそうであるように，腸回転異常症に関してもエビデンスレベルの高い研究は数少なく，予定されたクリニカルクエスチョンに対する推奨決定は難渋を極めた。しかし，推奨決定にいたる議論そのものが本疾患の抱える臨床的な問題点を図らずも浮き彫りにした，という点が大きな収穫であり，今後の本疾患に対する臨床研究の方向性を位置づけることにもつながっていると信じている。そういった意味で本診療ガイドラインは，腸回転異常症のよりよい診療へ向けての最初の一歩である。この診療ガイドラインを礎にして，5 年後の改訂に向けて全国レベルの診療の実態調査や新しい臨床研究の立ち上げを期待するところである。

　最後に本ガイドライン作成にあたりご協力いただいた，日本小児放射線学会に厚くお礼申し上げるとともに，ガイドライン委員会委員長伊勢一哉先生をはじめとしたガイドライン作成委員会の皆様，システマティックレビューチームの皆様に対し，その甚大なるご努力に敬意を表するとともに深く感謝の意を表します。

腸回転異常症診療ガイドライン統括責任者

金森　豊

腸回転異常症診療ガイドライン

目 次

序 3

ガイドラインサマリー 6

診療アルゴリズム 8

用語・略語一覧 9

Ⅰ. ガイドラインの概要 13

1. 作成組織 14
2. 作成経過 15

Ⅱ. スコープ 19

1. 基本的特徴 20
2. 診療ガイドラインがカバーする内容に関する事項 26
3. システマティックレビューに関する事項 28
4. 推奨作成から最終化，公開までに関する事項 29

Ⅲ. 診断 31

CQ1 小児の腸回転異常症において，診断には，腹部単純Ｘ線検査，
消化管造影検査，腹部超音波検査，
腹部造影CT検査のいずれを推奨するか？ 32

IV. 手術適応　　　　41

　CQ2 小児の無症候性の腸回転異常症において，
　　　 予防的手術を行うことを推奨するか？　　　42

　CQ3 小児の症状のある腸回転異常症において，
　　　 中腸軸捻転を合併していない場合の手術時期はいつが推奨されるか？　　　48

V. 術式　　　　53

　CQ4 小児の腸回転異常症において，腹腔鏡下手術を推奨するか？　　　54

　CQ5 小児の腸回転異常症において，
　　　 腸管壊死併発時に second look operation を推奨するか？　　　58

　CQ6 小児の腸回転異常症において，付加手術（腸管固定手術，
　　　 予防的虫垂切除，癒着防止処置）を推奨するか？　　　62

索 引　　　　66

ガイドラインサマリー

CQ1　小児の腸回転異常症において，診断には，腹部単純X線検査，消化管造影検査，腹部超音波検査，腹部造影CT検査のいずれを推奨するか？

> 推奨：はじめに腹部超音波検査を行うことを弱く推奨する。診断がつかない場合には上部消化管造影検査を行うことを弱く推奨する。腹部超音波検査や上部消化管造影検査で診断が困難な場合には，下部消化管造影検査や腹部造影CT検査が診断に有用な可能性がある。腹部単純X線検査は，腸閉塞の所見を得るには有用なこともあるが，腸回転異常症の診断には推奨しない。

CQ2　小児の無症候性の腸回転異常症において，予防的手術を行うことを推奨するか？

> 推奨：内臓心房錯位に伴う症例に対して，経過観察とすることを弱く推奨する。先天性横隔膜ヘルニアに伴う症例に対して，予防的手術あるいは経過観察することの明確な推奨ができない。腹壁異常では，腹壁破裂に伴う症例に対しては経過観察することを弱く推奨し，臍帯ヘルニアに伴う症例に対しての明確な推奨ができない。付随疾患のない症例に対して，予防的手術をすることを弱く推奨する。

CQ3　小児の症状のある腸回転異常症において，中腸軸捻転を合併していない場合の手術時期はいつが推奨されるか？

> 推奨：新生児期・乳児期では速やかな手術を，幼児期以降では待機的手術を提案する。経過観察する場合には，中腸軸捻転を起こしうるリスクを説明する必要がある。

CQ4　小児の腸回転異常症において，腹腔鏡下手術を推奨するか？

> 推奨：中腸軸捻転合併例および新生児例に対する腹腔鏡下手術の明確な推奨ができない。無症候性，非新生児症例に対する腹腔鏡下手術は弱く推奨する。

CQ5　小児の腸回転異常症において，腸管壊死併発時に second look operation を推奨するか？

> 推奨：大量腸管切除から短腸症候群になることが予想される場合，腸管の切除範囲縮小の目的で second look operation を行うことを弱く推奨する。大量腸管壊死で急性期死亡の可能性がある場合や，術者や施設の経験などに関する総合的判断で second look operation を行うほうが危険であると考えられる場合には，行わないことを推奨する。

CQ6　小児の腸回転異常症において，付加手術（腸管固定手術，予防的虫垂切除，癒着防止処置）を推奨するか？

> 推奨：腸管固定手術の明確な推奨ができない。予防的虫垂切除は行うことを弱く推奨するが，腹膜炎合併，腸管壊死，低出生体重児の場合は行わないことを弱く推奨する。癒着防止処置について検討した報告はなかった。

診療アルゴリズム

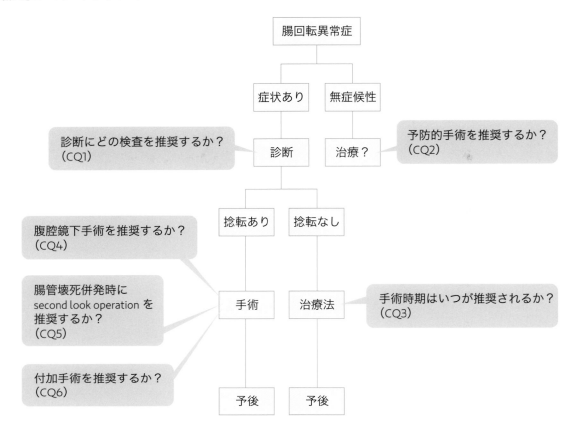

腸回転異常症

症状あり　無症候性

診断にどの検査を推奨するか？
（CQ1）

診断　治療？

予防的手術を推奨するか？
（CQ2）

捻転あり　捻転なし

腹腔鏡下手術を推奨するか？
（CQ4）

腸管壊死併発時に
second look operation を
推奨するか？
（CQ5）

手術　治療法

手術時期はいつが推奨されるか？
（CQ3）

付加手術を推奨するか？
（CQ6）

予後　予後

用語・略語一覧

腸回転異常症(malrotation)

胎生期に腸管が腹腔に戻る過程において，十二指腸から横行結腸までの腸管の回転と腹膜・後腹膜への固定異常の結果，腸管の閉塞や捻転，内ヘルニアなどをきたす疾患の総称である。

内臓心房錯位(heterotaxy syndrome：HS)

左右非対称であるはずの内臓が一部左右同じになって生じる臓器の位置と数の異常で，先天性心疾患や腸回転異常を高率に合併する。右側が主体であれば無脾症，左側が主体であれば多脾症を生じるが，内臓逆位は含まない。

先天性横隔膜ヘルニア(congenital diaphragmatic hernia：CDH)

発生異常により横隔膜に欠損孔を生じ，そこから腹腔内臓器が胸腔内および縦隔内へ脱出する疾患である。腸回転異常を合併することもある。

腹壁異常(abdominal wall abnormalities)

先天的に腹壁の一部が欠損し，腹腔内臓器が脱出する疾患。完全に臓器が体外に脱出する腹壁破裂と，膜(羊膜)に覆われて脱出する臍帯ヘルニアが代表的な疾患である。臍帯ヘルニアは先天性心疾患，染色体異常，その他形態異常の合併頻度が高い。腸回転異常を合併することもある。

短腸症候群(short bowel syndrome)

主に小腸の腸管大量切除の結果として発生し，水分，電解質，栄養素の吸収障害をきたした状態である。一般に，残存小腸の長さが40 cm以下，または20％以下になると厳重な栄養管理を要するとされる。下痢，体重減少，脱水，栄養障害などがみられ，しばしば成長障害に陥る。

中腸軸捻転(midgut volvulus)

中腸は発生学上の十二指腸から横行結腸中部までの上腸間膜動脈(SMA)を栄養血管とする消化管である。中腸の回転が90 〜 180度で停止すると，盲腸・上行結腸が右側腹部にいたらず，十二指腸が横行結腸の後ろに入らず，両者は近接して平行に走り結腸と後腹膜の間にLadd靱帯が形成される。腸回転異常では十二指腸と結腸は狭い基部で後腹膜に固定され，中腸はSMAを軸として腹腔内にぶら下がる格好になることがある。この狭い基部で起こる捻転が中腸軸捻転である。引き起こされる病態は，捻転の程度により，間欠的な腸閉塞症状を示すものもあれば，広範囲の腸管壊死を伴う絞扼性腸閉塞になるものもある。

Ladd手術（Ladd procedure）

腸回転異常症の標準術式は，捻転がある場合には捻転の解除（図a）とLadd手術（図b，図c）となる。Ladd手術とは，十二指腸の前面を圧迫するように横走するLadd靭帯（図bの矢頭）を切離し，中腸軸捻転の再発予防のために十二指腸と盲腸・上行結腸間の線維性癒着を剝離して腸間膜基底部を広げるものである（図c）。

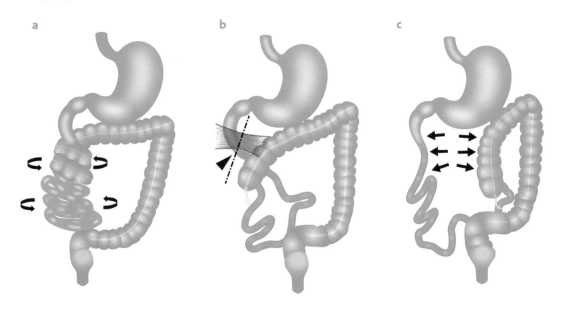

second look operation

中腸軸捻転が高度で腸管の広範囲壊死がある腸回転異常症の手術の際には，大量腸切除を余儀なくされる。捻転を解除した直後は腸管の血流の回復が十分ではなく，切除範囲の決定が困難な場合がある。できるだけ腸管を温存するため，捻転の解除のみでいったん手術を終え，時間をおいてもう一度，腸管血流の改善の有無を確認しながら行う手術。

腸管固定手術（fixation of the mesentery）

腸管固定法にはさまざまな手術法があるが，そのなかで頻用されるBill手術は，小腸を腹腔内の右側に，結腸を左側になるように腹腔内に還納したのち，十二指腸から小腸起始部の右後側部を右腎部後腹膜に，さらに盲腸を下行結腸に縫合固定する処置である。

予防的虫垂切除（prophylactic appendectomy）

本症術後は虫垂の位置が不確定になり虫垂炎発症時の診断に苦慮する可能性があるため，先行して行う虫垂切除処置。無菌的操作で行う。

癒着防止処置（treatment to prevent adhesions）

閉腹前に癒着防止材を入れて腸と腹壁との癒着を予防することで癒着性腸閉塞などの合併症を防ぐ処置。

whirlpool sign, whirl sign

中腸軸捻転では，上腸間膜動脈（SMA）を中心に，上腸間膜静脈（SMV）が腸管を巻き込みながら，渦を巻く（whirlpool/whirl）ように走行する所見が観察される。この所見を超音波検査では，whirlpool sign と表現することが多く，CT検査所見では，whirl sign と表現することが多い。

corkscrew sign

中腸軸捻転における上部消化管造影での所見の一つ。十二指腸は, Treitz靱帯で固定されていないため，十二指腸水平脚は椎体左縁まで走行せず，椎体より右側で下行し，捻転部がらせん状（corkscrew）に下行し，狭小化する。この所見を corkscrew sign と表現する。

I. ガイドラインの概要

Ⅰ. ガイドラインの概要

1. 作成組織

1-1. 作成主体：日本小児外科学会

協力：日本小児放射線学会

1-2. ガイドライン統括委員会

金森　豊　国立成育医療研究センター臓器・運動器病態外科部外科

吉田 雅博　国際医療福祉大学臨床医学研究センター

田中　潔　北里大学医学部新世紀医療開発センター先端医療領域開発部門小児外科学分野

小野　滋　自治医科大学小児外科

藤代　準　東京大学大学院小児外科

1-3. ガイドライン作成グループ

伊勢 一哉　仙台赤十字病院小児外科

大橋 研介　埼玉県立小児医療センター泌尿器科

岡本 礼子　国立成育医療研究センター放射線診療部放射線診断科

小川 恵子　広島大学病院総合内科総合診療科漢方診療センター

風間 理郎　山形県立中央病院小児外科

宗崎 良太　九州大学小児外科/須恵外科胃腸科医院

髙安　肇　筑波大学小児外科

深堀　優　久留米大学医学部外科学講座小児外科部門

望月 響子　神奈川県立こども医療センター外科

1-4. システマティックレビューチーム

井上 幹大　三重大学大学院医学系研究科消化管・小児外科学

大島 一夫　埼玉医科大学病院小児外科

大竹 耕平　三重県立総合医療センター小児外科

工藤 博典　東北大学大学院医学系研究科小児外科学分野

下島 直樹　東京都立小児総合医療センター外科

高間 勇一　大阪市立総合医療センター小児外科

髙見澤 滋　長野県立こども病院小児外科

谷本 光隆　岡山大学病院小児外科

津川 二郎　愛仁会高槻病院小児外科

寺脇　幹　深谷赤十字病院小児外科

中田 光政　千葉大学大学院医学研究院小児外科学

文野 誠久　京都府立医科大学大学院小児外科学

本多 昌平　北海道大学医学研究院外科学分野消化器外科学

　　矢本 真也　静岡県立こども病院小児外科

1-5.　文献検索

　　阿部 信一　日本医学図書館協会，東京慈恵会医科大学学術情報センター

1-6.　外部評価

　　Minds，日本小児栄養消化器肝臓学会，日本小児放射線学会，日本小児外科学会

1-7.　ガイドライン作成事務局

　　日本小児外科学会ガイドライン委員会

2.　作成経過

2-1.　作成方針

　　本ガイドラインの作成にあたって重視した全体的な方針を以下に示す。

　　・「Minds 診療ガイドライン作成マニュアル 2017」に準拠する。

　　・利益相反（COI）に配慮した透明性の高いガイドラインを作成する。

　　・臨床現場の需要に即した clinical question（CQ）を掲げる。

　　・現段階におけるエビデンスを公平な立場から評価し，コンセンサスの形成により結論を導き出す（evidence based consensus guideline）。

2-2.　使用上の注意

　　・本ガイドラインはあくまでも標準的な指針を提示した参考資料であり，実際の診療において医師の裁量権を規制するものではない。

　　・本ガイドラインの利用に際しては，推奨文のみならず解説文を熟読のうえ，実地臨床に応用していただきたい。

　　・本ガイドラインで示された治療方針はすべての患者に適したものではない。患者の個々の状況や置かれている状況は異なるため，施設の状況（人員・経験・機器など）や患者，患者家族の個別性を加味して最終的に治療法を決定すべきである。

　　・作成委員会では本ガイドライン掲載の情報について，正確性を保つため万全を期しているが，利用者が本ガイドラインの情報を利用することにより何らかの不利益が生じたとしても，一切に責任を負うものではない。治療結果に対する責任は直接の治療担当者に帰属するものであり，作成委員会は責任を負わない。

　　・本ガイドラインを医療紛争や医療訴訟の資料として用いることは，本来の目的から逸脱するものである。

　　・本ガイドラインの有効期限は原則として公開から5年とし，本作成主体を中心として5年以内に改訂を行う予定である。

2-3. 利益相反

本ガイドライン作成に関わった関係者に開示すべき利益相反はない。

・利益相反の申告

　本ガイドライン作成に関わった委員全員の自己申告により経済的利益相反（COI）の状況（2019 〜 2024 年度）を確認した。いずれの委員においても，CQに対する推奨文に直接関わると申告された企業はなかった（経済的COIなし）。今後，申告の内容に変更が生じた場合には再申告を必要とする。推奨度決定の投票の際には，各委員のアカデミックCOIも考慮した。

・利益相反への対策

　意見の偏りを最小限にする目的で，すべての推奨決定は各章の担当者ではなく，委員会全員の投票とし，全体のコンセンサスを重視した。

2-4. 作成資金

　本ガイドラインは日本小児外科学会の予算より割り当てられたガイドライン委員会活動費を用いて作成した。日本小児外科学会には作成後にパブリックコメント募集したが，ガイドライン作成については独立して行われ，資金提供による影響は受けていない。

2-5. 組織編成（敬称略）

・作成事務局：日本小児外科学会ガイドライン委員会

・ガイドライン統括委員会：金森　豊，吉田雅博，田中　潔，小野　滋，藤代　準

・ガイドライン作成グループ（スコープ執筆，推奨解説サマリー / 分担）：伊勢一哉（全般，CQ2/EtD framework sheet），大橋研介（手術適応，CQ4），岡本礼子（診療全体の流れ・検査画像，CQ1），小川恵子（診断，CQ1），風間理郎（疫学的特徴，CQ5），宗崎良太（術式，引用文献），髙安　肇（CQ3），深堀　優（臨床的特徴，AGREE評価），望月響子（診療全体の流れ・アルゴリズム，CQ6）

・システマティックレビューチーム（SR担当 / レポート / 構造化抄録）：井上幹大（CQ1，4），大島一夫（CQ1），大竹耕平（CQ1），工藤博典（CQ1，2），下島直樹（CQ6），高間勇一（CQ6），髙見澤 滋（CQ3），谷本光隆（CQ1），津川二郎（CQ1，4），寺脇　幹（CQ3，5），中田光政（CQ3，5），文野誠久（CQ1，2），本多昌平（CQ3），矢本真也（CQ1）

・文献検索：阿部信一

・外部評価：Minds，日本小児栄養消化器肝臓学会，日本小児放射線学会，日本小児外科学会

2-6. 作成工程

1) 平成29年12月5日，日本医学会連合からガイドラインアンケート調査の依頼があり，学会主導で策定したガイドラインがないため，班研究や研究会主導で作成された小児外科関連ガイドライン（2013年以降学会承認6件）の内容をもとに回答した。

2) 平成30年5月31日，平成29年度第3回ガイドライン委員会で，研究会がない領域，作成さ

れていないガイドラインなどをリストアップして，理事会に提出することが提案された。

3) 平成30年9月27日，平成30年度第3回定例理事会で，日本医学会連合第1回診療ガイドライン統括委員長会議の報告に基づき，学会主導のガイドライン作成の必要性について検討された。学会主導のガイドライン作成の必要性が理事会で承認され，次期年度に作成を開始することと，作成のための予算を計上することが承認された。

4) ガイドラインが作成されていない領域・疾患等のリストを作成した。(1)他学会，他科との協議が必要な疾患：正中頸嚢腫・梨状窩瘻，直腸脱，胎便関連性疾患，消化管異物，(2)小児外科特有疾患：先天性食道狭窄，腸回転異常症，先天性消化管閉鎖・狭窄症，腹壁異常，(3)他科と共有すべき疾患：胃軸捻転，臍ヘルニア，陰唇癒合症，出生前診断される卵巣嚢腫

5) 推薦理由案を作成し，選択条件について「小児外科医のみで完結する」「小児外科診療の指針，裏付け，保証になるようなもの」「他科の診療指針に関わるものは避ける」，「腸回転異常症」「消化管閉鎖・狭窄」「胃軸捻転」から，メール審議にて「腸回転異常症」に決定した。

6) 【ガイドライン疾患選定の推薦文】：腸回転異常症は，胎生8〜12週時に腸管が腹腔内へ収まり固定される際の腸管の回転異常・固定不良が原因である。新生児期や乳児期にLadd靱帯による十二指腸圧迫や中腸軸捻転のため，緊急手術になることもある疾患である。治療は，Ladd手術や腸管固定手術が行われる。突然発症し，しかも小腸大量切除となる重篤な症例も存在するため，診断法や治療法などガイドライン作成の意義は高いと考えられる。

7) 令和元年5月22日，腸回転異常症診療ガイドラインの学会主導ガイドライン作成について，第56回学術集会の評議委員会で報告し承認された。

8) 令和元年5月23日，第3回ガイドライン委員会(久留米)キックオフミーティング開催。吉田雅博先生よりご講演をいただいた。「医師だけではなく患者の利益を目的とする。論文検索だけでなく臨床上の推奨度決定が必要である。そのために患者の意見を聞く姿勢も評価される。作成後学会等のシンポジウムやパネルディスカッション等で多くの意見を聞く機会をもつことが必要である。」

9) 令和元年6月17日，スコープ作成開始。メール審議(令和元年6月17〜29日，7月1〜9日，9〜16日，17〜19日，8月2〜30日，8月30日〜9月9日，9〜13日)

10) 令和元年9月18日，スコープ草案完成

11) 令和元年9月19〜30日，学会ホームページで公開しコメント募集

12) 令和元年10月18日，ワーキンググループ会議開催(大阪)

13) 令和元年10月20日〜12月5日，1次スクリーニング

14) 令和元年10月23日，文献検索結果報告受理(日本医学図書館協会)

15) 令和元年11〜12月，文献収集(仙台赤十字病院図書館)

I.
ガイドラインの概要

16) 令和2年1月9日，2次スクリーニング開始

17) 令和2年3月11日，システマティックレビュー WEB 会議開催

18) 令和2年3月13日〜11月5日，構造化抄録作成，SR レポート作成

19) 令和2年9月18日，推奨作成開始。メール審議（令和2年9月18 〜 22日，23 〜 27日，9月28日〜 10月2日，4 〜 6日，6 〜 10日，12 〜 15日，16 〜 20日，21 〜 24日，26 〜 30日，10月30日〜 11月4日，5 〜 9日，12 〜 22日，11月27日〜 12月1日，12月2 〜 7日，8 〜 9日，13 〜 21日）

20) 令和2年10月20日，パネル会議 WEB 会議開催（令和2年10月20日，11月10日，25日，12月15日，21日，23日，令和3年1月4日）

21) 令和3年1月7日，草案完成

22) 令和3年1月15日〜 2月14日外部評価

23) 令和3年2月25日最終案作成

24) 令和3年3月1日 Minds 評価依頼

25) 令和4年，公開

II. スコープ

II. スコープ

1. 基本的特徴

1) 臨床的特徴

腸回転異常症は，胎生8〜12週時に腸管が腹腔内へ収まり固定される際の腸管の回転異常・固定不良の状態のことである。小腸間膜が後腹膜に固定されないため，空腸から横行結腸中部までの腸管（中腸）が上腸間膜動脈（SMA）を軸に捻転（中腸軸捻転）することによる腸閉塞や，上行結腸と右側腹部壁との間の線維性膜様物（Ladd靱帯）の形成により，十二指腸の圧迫・閉塞をきたす（腸回転異常症）。本症の多くは新生児期に発症し，中腸軸捻転を伴っている場合が多い。生後，正常胎便を認め，ミルクを飲んでいた新生児が，胆汁性嘔吐，血便などの特徴的な症状で発症する。乳児では腸重積など腸閉塞症状をきたす種々の疾患との鑑別を要し，幼児期以降での発症は随伴症状が軽いことが多く，学童期以降は間欠的腹痛，嘔吐，便秘，下痢，血便，吸収不良症候群，成長障害などさまざまな症状を呈する。特に，中腸軸捻転を伴うことの多い新生児症例では，診断の遅れが広範囲の腸管虚血・壊死による短腸症候群へとつながる。一方，消化管造影検査で偶発的に発見される場合や，横隔膜ヘルニアや臍帯ヘルニアなどの先天性疾患に合併し捻転を伴わない場合もみられる。

2) 疫学的特徴

発生頻度は，無症候性の腸回転異常症を含めると，剖検例による評価では500人に1人と報告されており[1]，症状のある腸回転異常症は出生5,000〜20,000人当たり1例と報告されている[2]。中腸軸捻転は腸回転異常症の65〜80％で認められ[3]，腸管壊死は中腸軸捻転を起こした症例の5〜13％と報告されている[2,4]。先天性疾患が30〜60％の患者に合併することがあり，なかでも腹壁破裂，臍帯ヘルニア，横隔膜ヘルニア，腸閉鎖症，メッケル憩室などが多く，これらの根治術中に偶然発見されることもある[5]。

本症の予後は良好であり，死亡率0〜数％という報告が大半である[5]。しかし，軸捻転や腸管壊死を起こした場合は，致命的な経過をたどることもあり，中腸軸捻転の死亡率は20％程度で，広範な腸管壊死をきたした場合の死亡率は65％である[6]。

3) 診療の全体的な流れ
(1) 症状

胆汁性嘔吐や腹痛で発症することが多い。捻転を併発した場合，捻転当初は腹部平坦だが，捻転後時間が経過すると腹部膨満・緊満を呈し，ショックにいたる場合もある。発症時期は新生児期が多い。乳幼児期は腸重積など腸閉塞症状をきたす種々の疾患との鑑別を要し，学童期以降は慢性的な腹痛として認められることもある。

(2) 診断方法

腹部超音波検査：腸回転異常の場合は，SMAと上腸間膜静脈（SMV）の位置関係に異常があり，SMVがSMAの前方あるいは左側に位置することがある（図1，図2）。ただし，SMAおよびSMVの位置関係が正常であっても，腸回転異常を否定することはできない。また腸回転異常の場合は，十二指腸がTreitz靱帯で固定されていないため，十二指腸水平脚はSMAの背側や椎体前縁を横走しない。中腸軸捻転では，上腹部正中横走査で，プローブを頭側から尾側に移動させながら観察すると，SMAを中心に，SMVが腸管を巻き込みながら，時計回りに渦を巻くように走行する所見（whirlpool sign）を認める（図3[7]〜図5）。Ladd靱帯による圧迫では，十二指腸の拡張を呈することもある。腹水の有無，性状（混濁の有無）を確認することも病状の把握に重要である。

上部消化管造影検査：腸回転異常の場合は，十二指腸はTreitz靱帯で固定されていないため，十二指腸

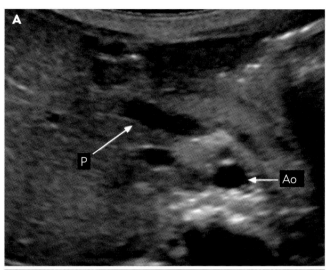

図1 腹部超音波検査所見（新生児，正常例）

A：横断像（肝門部レベル）
B：横断像（上腸間膜動脈（SMA）分岐部レベル）
C：横断像（腎盂レベル）
A，B：門脈（P）へ連続する上腸間膜静脈（SMV）と腹部大動脈（Ao）から分岐するSMAを同定する。
C：SMVは，SMAの右側を走行する。

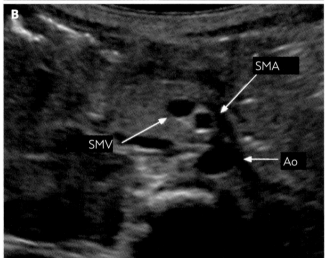

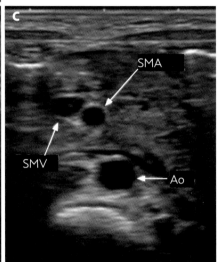

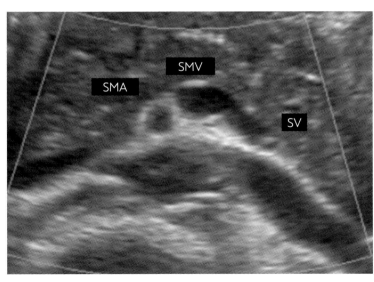

図2 腸回転異常の超音波検査所見（上腹部正中横断像）

上腸間膜動脈（SMA）と上腸間膜静脈（SMV）の位置異常を認める。SMAの左側に脾静脈（SV）と合流するSMVが走行している。

II.
スコープ

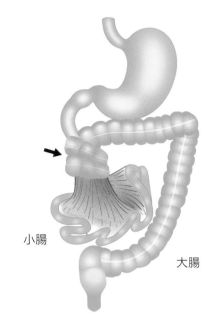

小腸

大腸

図3　中腸軸捻転
日本小児外科学会ホームページ：http://www.jsps.or.jp/
archives/sick_type/tyoukaiten-ijoushou（2021.12.9アクセス）[7)]
より作図

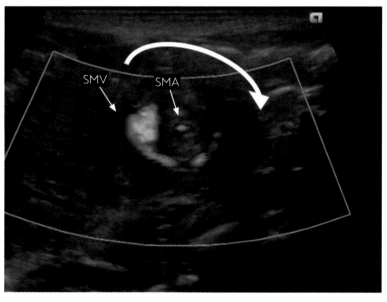

SMV　SMA

**図4　中腸軸捻転時の腹部超音波
検査所見（whirlpool sign,
カラードプラ上腹部正中横
断像）**
中腸軸捻転時は，上腹部正中横走査
で，プローブを頭側から尾側に移動
させながら観察すると，上腸間膜動
脈（SMA）を中心に，上腸間膜静脈
（SMV）が腸管を巻き込みながら，時
計回りに渦を巻くように走行する所
見（whirlpool sign）を認める（カーブ矢
印）。

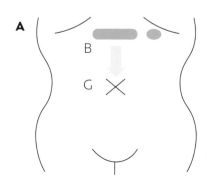

**図5　腹部超音波検査の走査方法と中腸軸捻
転時の所見（whirlpool sign）**
A：上腹部正中横走査で，プローブを頭側から
　　尾側に移動させる。

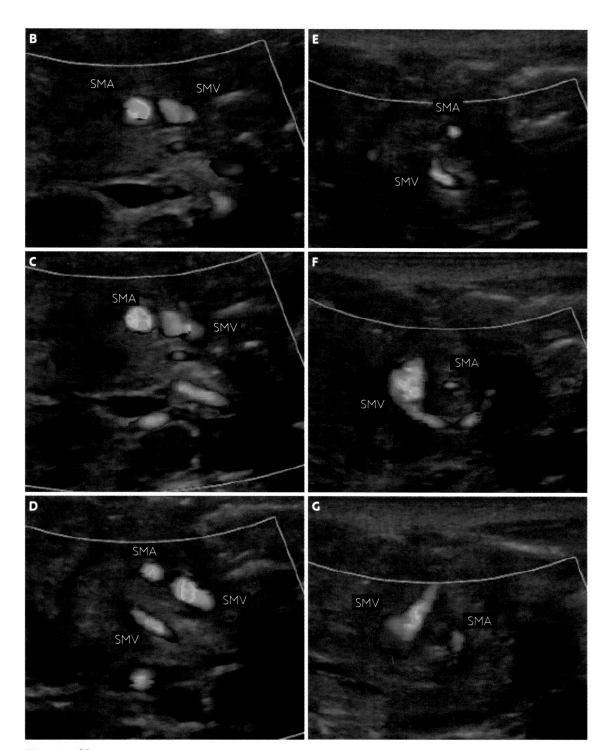

図5 つづき
B〜G：カラードプラ上腹部正中横断像。大動脈から分岐する上腸間膜動脈（SMA）と，脾静脈と合流する上腸
　　間膜静脈（SMV）をそれぞれ同定し，プローブを尾側に移動させながら，SMAとSMVの走行を確認する。
　　中腸軸捻転では患者の下方から見上げた場合，SMAを中心に，SMVが腸管を巻き込みながら，時計回
　　りに渦を巻くように走行する所見（whirlpool sign）を認める。

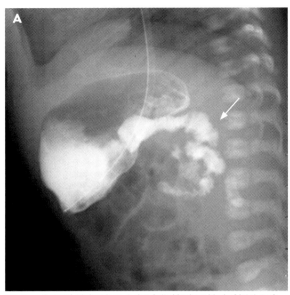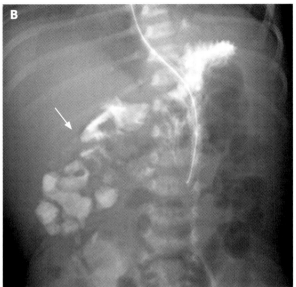

図6　中腸軸捻転時の上部消化管造影検査（新生児）
A：側臥位，B：仰臥位
A, B：十二指腸の走行異常を認め，捻転部がらせん状に下行して狭窄しているcorkscrew sign（矢印）を認める。

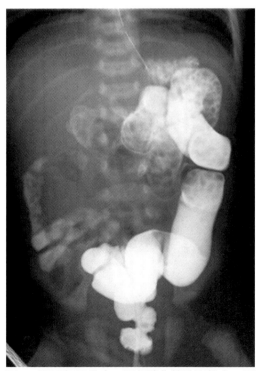

図7　腸回転異常症の下部消化管造影検査　正面像（新生児）
結腸は左側腹部に位置しており，結腸の走行異常を認める。

水平脚は椎体左縁まで走行せず，椎体より右側で下行し，空腸に連続する。中腸軸捻転では，捻転部がらせん状に下行して狭窄するcorkscrew signを認める（図6）。

　下部消化管造影検査：腸回転異常・中腸軸捻転ともに，結腸の走行異常や盲腸の位置異常を認めることが多い（図7）。

　腹部造影CT検査：腸回転異常の場合は十二指腸水平脚の走行異常や盲腸の位置異常を認める。中腸軸捻転では，さらに，SMAを中心に，SMVや腸管が時計回りに渦を巻く所見（whirl sign）や胃や十二指腸の拡張を認める（図8）。

（3）治療方法

　Ladd手術や腸管固定手術が行われる。従来は開腹手術で行われていたが，近年内視鏡手術も散見される。Ladd手術は，捻転があれば捻転を解除し，Ladd靱帯を切離したのち，狭小化している腸間膜根部の膜様組織を剝離し開大，小腸を右側に大腸を左側に配置する。従来の右下腹部に虫垂がないため虫垂炎併発時の対応困難を考慮し，予防的虫垂切除を行うこともある。腸管固定手術は再捻転予防処置であるが，

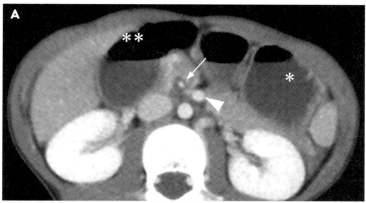

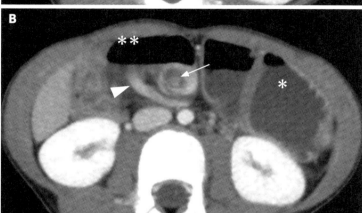

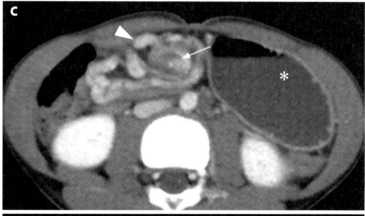

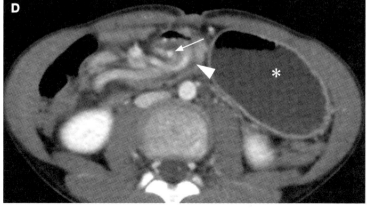

図8　中腸軸捻転時の腹部造影CT検査
　　　（7歳女児）
A〜D：上腸間膜動脈（SMA，矢印）を中
　　　心に，上腸間膜静脈（SMV，矢
　　　頭）や腸管が時計回りに渦を巻
　　　く所見（whirl sign）を認める。胃
　　　（＊）および十二指腸（＊＊）の拡
　　　張を認める。

II.

スコープ

意義は明らかではない。捻転の程度が強い，もしくは捻転後時間が経過している場合は腸間膜根部から虚血に陥るため広範腸管壊死にいたる危険がある。大量腸切除，それに伴う短腸症候群を避けるために，初回手術は捻転解除のみ行い，second look operationで腸切除範囲を減少させる試みがなされている。

（4）予後

　再捻転の可能性があるため，疑う場合は上記精査を行う。短腸症候群にならない場合は予後に大きな影響はないが，前述のとおり，腸管の走行異常は認められるため，腹部疾患を合併する際には診断，治療に注意が必要である。

文献

1)　和佐和史：腸回転異常症．岡田 正（編著）：系統小児外科学 改訂第2版，永井書店，491–495，2005
2)　藤井幸治，他：術前画像診断した中腸軸捻転を伴った腸回転異常症の1例．日臨外会誌70：425–429，2009
3)　竜田恭介，他：当科における腸回転異常症の新生児乳児例と年長児例の比較検討．日小外会誌53：1004–1008，2017
4)　田中 潔，他：17年後に再捻転をきたし，大量腸切除を必要とした腸回転異常症の1例．日小外会誌48：76–80，2012
5)　上野倫彦，他：当科で経験した過去10年間の腸回転異常症の検討．小児診療58：1733–1738，1995
6)　正畠和典，他：受診時に見落としてはいけない疾患 消化器疾患．小児診療81：361–366，2018
7)　日本小児外科学会ホームページ：http://www.jsps.or.jp/archives/sick_type/tyoukaiten-ijoushou（2021.12.9アクセス）

2.　診療ガイドラインがカバーする内容に関する事項

1）タイトル
腸回転異常症診療ガイドライン

2）目的
　腸回転異常は，胎児期に腸管が腹腔内へ収まり固定される際の腸管の回転異常・固定不良の状態のことであり，Ladd靱帯による十二指腸圧迫や中腸軸捻転のため，腸閉塞をきたすことがある。腸回転異常症の多くは新生児期に中腸軸捻転を起こし，胆汁性嘔吐で発症するが，乳幼児期の発症では腸重積症など，腸閉塞症状をきたす種々の疾患との鑑別を要し，年長児では慢性症状を呈し診断に難渋することがある。緊急手術を要することが多く，大量腸切除を余儀なくされ短腸症候群をきたす症例もある。一方，無症候性で偶然見つかる腸回転異常もある。本ガイドラインの目的は，本疾患を正確に診断し適切に対応することにより，本症の重症化を防ぐことと，手術における適切な治療法を選択し，患者家族に十分なインフォームド・コンセントを得るための情報を提供することにある。以下のアウトカムを改善することを目的とする。

・診断
・無症候性例
・中腸軸捻転非合併例
・腹腔鏡下手術
・腸管壊死併発時 second look operation
・付加手術（腸管固定手術，予防的虫垂切除，癒着防止処置）

3）トピック
小児における腸回転異常症の画像診断と手術治療

4）想定される利用者，利用施設
小児外科医，放射線科医，救急医，小児科医
1次小児医療，2次小児医療

5）既存ガイドラインとの関係
なし

6）重要臨床課題
重要臨床課題1：「診断」
腹部単純X線検査では，中腸軸捻転による腸閉塞

の所見を得るには有用だが，胆汁性嘔吐をきたすほかの疾患と鑑別できるような特徴的な所見がなく，確定診断は困難である。腹部超音波検査では，主要血管や十二指腸の位置を描出し判断するが，検査手技に習熟が必要で，確定診断は困難な場合がある。消化管造影検査では，典型的な所見があれば診断にいたるが，乳児の十二指腸は可動性に富み，盲腸の同定が困難なことや，正常児であっても盲腸高位を示すことがあるため，確定診断は困難な場合がある。腹部造影CT検査は，腹部超音波検査や消化管造影検査で確定診断が難しい時や絞扼性腸閉塞など迅速診断が求められる場合には有用であるが，被ばくの問題があり，また鎮静が必要となる。適切な診断方法としてどの検査が有用か明らかではない。

重要臨床課題2：「手術適応」

無症候性の腸回転異常症に対する手術適応について，将来の発症を危惧した予防的手術が推奨されるか明らかではない。

中腸軸捻転を合併していない症例の手術時期について，手術待機中に中腸軸捻転を発症するリスクが不明であるため，緊急，準緊急，待機的手術など，手術時期はいつが推奨されるか明らかではない。

重要臨床課題3：「術式」

腹腔鏡下手術について，重症症例に対する適応はcontroversialで，有用性は明らかではない。

腸管壊死併発時に大量小腸切除から短腸症候群になることが予想される場合，極力腸管の温存が望まれsecond look operationが行われる。捻転解除直後の切除範囲の決定は困難なことが多く，second look operationの有用性は明らかではない。

再捻転予防目的の腸管固定について，方法もさまざまで，再捻転予防の効果がないとの報告もあり，その有用性は明らかではない。

予防的虫垂切除について，虫垂の位置が右下腹部になく，虫垂炎の診断が困難であるという理由で，予防的に虫垂切除が行われることがある。しかし，近年，CT検査や超音波検査の性能や技術が向上していることもあり，予防的虫垂切除の有用性は明らか

ではない。

一般的に開腹手術では，術後癒着性腸閉塞防止のため癒着防止材を使用するが，腸回転異常症の場合，術後再捻転の危険性があり有用性は明らかではない。

7）ガイドラインがカバーする範囲

本ガイドラインがカバーする範囲

腸回転異常症を有する小児(16歳未満)

本ガイドラインがカバーしない範囲

若年者，成人(16歳以上)

8）クリニカルクエスチョン(CQ)とアウトカム(O)のリスト

重要臨床課題1：「診断」

CQ1 小児の腸回転異常症において，診断には，腹部単純X線検査，消化管造影検査，腹部超音波検査，腹部造影CT検査のいずれを推奨するか？

O1 診断率が上がる(採用)

O2 放射線被ばくを受ける(採用)

O3 鎮静を必要とする(採用)

O4 医療費が高くなる(採用)

O5 造影関連合併症が増加する(不採用)

重要臨床課題2：「手術適応」

CQ2 小児の無症候性の腸回転異常症において，予防的手術を行うことを推奨するか？

O1 手術関連合併症が増加する(不採用)

O2 術後腸閉塞が増加する(採用)

O3 予定外の手術を回避する(採用)

CQ3 小児の症状のある腸回転異常症において，中腸軸捻転を合併していない場合の手術時期はいつが推奨されるか？

O1 待機中の捻転発症が増加する(採用)

O2 手術関連合併症が増加する(採用)

重要臨床課題3：「術式」

CQ4 小児の腸回転異常症において，腹腔鏡下手術

を推奨するか？

O1　医療費が高くなる（不採用）

O2　整容性がよくなる（採用）

O3　手術時間が長くなる（不採用）

O4　入院期間が短くなる（不採用）

O5　手術関連合併症が増加する（採用）

O6　術後腸閉塞が増加する（採用）

O7　術後再捻転が増加する（採用）

O8　術後疼痛が軽減する（不採用）

CQ5　小児の腸回転異常症において，腸管壊死併発時に second look operation を推奨するか？

O1　死亡率が減少する（採用）

O2　残存小腸の長さが保たれる（採用）

O3　中心静脈栄養離脱率が上昇する（採用）

O4　手術関連合併症が増加する（採用）

O5　術後合併症が増加する（採用）

CQ6　小児の腸回転異常症において，付加手術（腸管固定手術，予防的虫垂切除，癒着防止処置）を推奨するか？

O1　術後再捻転が減る（採用）

O2　虫垂炎関連合併症が減る（採用）

O3　術後腸閉塞が減る（採用）

3. システマティックレビューに関する事項

1）実施スケジュール

・文献検索に2カ月

・文献の選出に2カ月

エビデンス総体の評価と統合に2カ月

2）エビデンスの検索

（1）エビデンスタイプ

・既存の診療ガイドライン，システマティックレビュー（SR）／メタアナリシス（MA）論文，個別研究論文を，この順番の優先順位で検索する。優先順位の高いエビデンスタイプで十分なエビデンスが見出された場合は，そこで検索を終了してエビデンスの評価と統合に進む。

・個別研究論文としては，ランダム化比較試験（RCT），非RCT，観察研究を検索の対象とする。

（2）データベース

PubMed，医中誌Web，The Cochrane Library

（3）検索の基本方針

　介入の検索に際しては，PICOフォーマットを用いる。PとIの組み合わせが基本で，時にCも特定する。Oについては特定しない。

（4）検索対象期間

　すべてのデータベースについて，全年代

3）文献の選択基準

・採用条件を満たすSR/MA論文が存在する場合は，それを第一優先とする。

・採用条件を満たすSR/MA論文がない場合は，個別研究論文を対象として新たにSRを，採用条件を満たすRCT論文を優先して実施する。

・採用条件を満たすRCT論文がない場合は，観察研究論文を対象とする。

・採用条件を満たす観察研究論文がない場合は，SRを実施しない。

4）エビデンスの評価と統合の方法

・エビデンス総体の強さの評価は，「Minds 診療ガイドライン作成マニュアル 2017」の方法に基づく。

・エビデンス総体の統合は，質的な統合を基本とし，適切な場合は量的な統合も実施する。

4. 推奨作成から最終化，公開までに関する事項

1)推奨作成の基本方針

- 推奨の決定は，作成グループの審議に基づく。
- 推奨の決定は，エビデンスの評価と統合で求められた「エビデンスの強さ」「益と害のバランス」「患者の価値観の多様性」「経済的な視点」とその強さを決定する。
- 推奨の決定は，Delphi法を用いて70%以上の意見の集約で決定する。

2)推奨の強さを表現する基準

・エビデンスの強さ

A（強）	効果の推定値に強く確信がある
B（中）	効果の推定値に中程度の確信がある
C（弱）	効果の推定値に対する確信は限定的である
D（非常に弱）	効果の推定値がほとんど確信できない

・推奨の強さ

1	強く推奨する
2	弱く推奨する（提案する）
なし	明確な推奨ができない

3)最終化

- 外部評価を実施する。
- パブリックコメントを募集して，その結果を最終版に反映させる。

4)外部評価の具体的方法

- ガイドライン作成グループは，外部評価のコメントおよびパブリックコメントに対して診療ガイドラインを変更する必要性を討議して，対応を決定する。

＊＊＊

III. 診断

III. 診断

Clinical Question
1

小児の腸回転異常症において，診断には，腹部単純X線検査，消化管造影検査，腹部超音波検査，腹部造影CT検査のいずれを推奨するか？

推奨

はじめに腹部超音波検査を行うことを弱く推奨する。診断がつかない場合には上部消化管造影検査を行うことを弱く推奨する。腹部超音波検査や上部消化管造影検査で診断が困難な場合には，下部消化管造影検査や腹部造影CT検査が診断に有用な可能性がある。腹部単純X線検査は，腸閉塞の所見を得るには有用なこともあるが，腸回転異常症の診断には推奨しない。

腹部単純X線検査	推奨の強さ	2（弱い）：「実施しない」ことを推奨する。
	エビデンス	D（非常に弱）
消化管造影検査	推奨の強さ	2（弱い）：「実施する」ことを推奨する。
	エビデンス	C（弱）
腹部超音波検査	推奨の強さ	2（弱い）：「実施する」ことを推奨する。
	エビデンス	C（弱）
腹部造影CT検査	推奨の強さ	2（弱い）：「実施する」ことを推奨する。
	エビデンス	D（非常に弱）

解説

腹部単純X線検査，腹部超音波検査（カラードプラを含めた），上部消化管造影検査，下部消化管造影検査，腹部CT検査（造影を含めた）における腸回転異常症の診断率と中腸軸捻転の診断率について検討した。

腹部単純X線検査を，腸回転異常症の検査として検討している報告はなかった。腹部単純X線検査は中腸軸捻転による腸閉塞の所見を得るには有用なこともあるが，中腸軸捻転には胆汁性嘔吐をきたすほかの疾患と鑑別できるような特徴的な所見はなく，この検査は特異度も感度も低い。腹部単純X線検査を腸回転異常症や中腸軸捻転の診断目的で行うことは推奨しない。

カラードプラを含めた腹部超音波検査は，腸回転異常症や中腸軸捻転の診断において，感度，特異度ともに非常に高く有用な検査といえる。放射線被ばくがないことからも，診断目的には，はじめに考慮すべき検査である。上腸間膜動脈（SMA）や上腸間膜静脈（SMV），十二指腸などの位置や走行，血流の途絶などを描出し診断するが，検査手技に習熟が必要であり，また1歳未満では感度が低いため，弱く推奨する。

上部消化管造影検査は，腸回転異常症の診断に関して特異度が低く，上部消化管造影検査のみで除外診断を行うことは難しい。ただし，腹部超音波検査とは逆に新生児，乳児での診断率が高い。以上のエビデンスと放射線被ばくがあることを考慮し，弱く推奨する。検査する際には照射範囲を絞り検査時間を短縮すべきである。上部消化管造影検査の中腸軸捻転に対する診断率は高くはないが除外診断には有用と考えられる。ただし，本検査には放射線被ばくがある。また検査手技に習熟が必要であるため，結果が曖昧な場合は上部消化管造影検査の再検査や下部消化管造影検査での確認を考慮すべきである。

下部消化管造影検査による腸回転異常症，中腸軸捻転の診断に関しては，上部消化管造影検査の補助的検査として有用であると考えられる。

腹部造影CT検査は，現在のところ，腸回転異常症の診断目的としてではなく，中腸軸捻転の診断において上部消化管造影検査や腹部超音波検査の補助的検査として有用である。また腸閉塞の鑑別や閉塞起点の同定には重要な役割を果たしているため，腸回転異常症の診断がつかない症例に対しても有用であ

る。

実際には，複数の検査が行われていることから，どのようなケースにどの組み合わせが有用かなど，将来的な研究が望まれる。

一般向けサマリー

腹部単純X線検査，腹部超音波検査（血流を見るためのカラードプラを含めた），上部消化管造影検査，下部消化管造影検査，腹部CT検査（血流を見るための造影を含めた）という検査方法によって，腸回転異常症と中腸軸捻転がどのくらい正確に診断できるかについて検討しました。

腹部単純X線検査は中腸軸捻転による腸の閉塞があるかどうかを知るには役立ちますが，中腸軸捻転には胆汁が混ざった嘔吐を起こすほかの疾患と見分けられるような特徴的な所見はなく，この検査は特異度（陰性のものを正しく陰性と判定する率）も，感度（陽性のものを正しく陽性と判定する率）も低いです。腹部単純X線検査を腸回転異常症や中腸軸捻転の診断目的で行うことは推奨されません。

腹部超音波検査は，腸回転異常症や中腸軸捻転の診断において，感度，特異度ともに非常に高く有用な検査といえます。放射線被ばくがないことからもはじめに行うことが多い検査です。腸管を栄養する血管や十二指腸の位置や走行，血流の途絶などを描出し診断しますが，検査手技にはある程度の経験が必要であることや，1歳未満では感度が低いことから，弱く推奨されます。

上部消化管造影検査では，腸回転異常症の診断に関して特異度が低いですが，腹部超音波検査とは逆に新生児，乳児での診断率が高いです。これらの結論と，この検査には放射線被ばくを伴うことを考慮して，弱い推奨としました。検査する際には放射線被ばくを必要最小限にして行います。一方，上部消化管造影検査の中腸軸捻転に対する診断率は高くはないですが，そのほかの同様な症状を認める疾患を除外する目的としては有用であると考えられます。しかし，1度の検査では，診断がつかないこともあり，再検査や下部消化管造影検査による確認を行うこともあります。

下部消化管造影検査での腸回転異常症，中腸軸捻転の診断に関しては，上部消化管造影検査の補助的検査として有用であると考えられます。

腹部造影CT検査は，腸回転異常症の診断目的としては推奨されませんが，中腸軸捻転の診断において，腹部超音波検査や上部消化管造影検査の補助的検査として有用であると考えられます。また腸の閉塞を起こしてしまうそのほかの疾患の診断や，腸が閉塞している場所の同定に重要な役割を果たすことがあります。

実際には，複数の検査が行われていることから，どのようなケースにどの組み合わせが有用かなど，将来的な研究が望まれます。

システマティックレビュー・サマリー
文献検索

CQ1に対して，1次スクリーニングの対象文献はPubMedから97編，Cochran libraryから5編，医中誌Webから169編の計271編であった。そのうち，2次スクリーニングの対象になったのは141編であり，最終的にレビューの対象文献は54編であった。このうち，システマティックレビューは1編あったが，無症候性の腸回転異常に関する論文であり，検査の感度，特異度などに関しては深く追求するものではなかった。各アウトカムにおける詳細は後述するが，症例集積研究（CA）と症例報告が多く，ランダム化比較試験（RCT）は1編あったものの検査そのものではなく上部消化管造影検査を行う際にマーカーを貼付した症例では，体位の回転のエラーをなくし，上部消化管造影検査におけるfalse positiveを減らすことができるというものであり，各検査における診断率とは異なるアウトカムであった。そのほかにRCT，コホート研究，症例対照研究はなかった。

そのため，CAにおける検査の診断率を中心にメタアナリシスを行った。

アウトカムは腸回転異常症の診断と中腸軸捻転の診断を設定し，検査については腹部単純Ｘ線検査，腹部超音波検査，上部消化管造影検査，下部消化管造影検査について検討した。

可能な項目についてはBivariate Random Effects Meta-Analysis（BRM）を用いたが，採用論文の少ない項目については（3編以下）pooledしたデータのみを算出することとなった。

また，O2〜O4（p27参照）に関してデータを解析した報告はなく，ディスカッションにおいて追求している程度の報告のみであった。

O1　診断率が上がる

感度，特異度を中心に診断率について検討されている報告は13編あり，腹部単純Ｘ線検査，腹部超音波検査（カラードプラを含めた），上部消化管造影検査，下部消化管造影検査，腹部CT検査（造影を含めた）における腸回転異常症の診断と中腸軸捻転の診断について検討した。

1. 腹部単純Ｘ線検査での腸回転異常症，中腸軸捻転の診断率

腹部単純Ｘ線検査を腸回転異常症の検査として検討している報告はないが，腹部単純Ｘ線検査と中腸軸捻転の診断率の報告は3編[1〜3]あった。すべての報告において，ほかの検査の前のスクリーニングとして行われている。Ezerら[2]は腹部単純Ｘ線検査において，乳幼児のグループで82.5%に閉塞パターン，1歳以上のグループでは25%に閉塞パターンを認めたと報告している。3編の感度，特異度は下記のforest plotに示した[1〜3]（表1）。今泉ら[3]のデータはTP，TNともになかったため除外し，2編の統合したpooled sensitivityは77%，pooled specificityは64%と高くなく，データとしてのheterogeneityも非常に高く，腹部単純Ｘ線検査を腸回転異常症や中腸軸捻転の診断目的で行うことはないと考えられる。

2. カラードプラを含めた腹部超音波検査での腸回転異常症，中腸軸捻転の診断率

カラードプラを含めた腹部超音波検査での腸回転異常症について検討している報告は8編[1〜8]であった（図9）。比較可能な6編[1,3,5〜8]を見ると感度56〜100%，特異度94〜100%であった。BRMにて統合し，調整した結果，感度100%，特異度99%と非常に高く有用な検査といえる。

SMA/SMV inversion，duodenojejunal flexure positionが腸回転異常症の所見として重要であり，Zhouら[8]はSMA/SMV逆位，whirlpool sign，duodenojejunal

表1　中腸軸捻転における腹部単純Ｘ線検査の感度，特異度（Forest plot，Summary ROC plot）

Study	TP	FP	FN	TN	Sensitivity (95% Cl)	Specificity (95% Cl)
Chao ら，2000[1]	13	0	7	9	0.65[0.41, 0.85]	1.00[0.66, 1.00]
Ezer ら，2016[2]	10	5	0	0	1.00[0.69, 1.00]	0.00[0.00, 0.52]
今泉ら，1998[3]	0	2	0	0	Not estimable	0.00[0.00, 0.84]

Disease	Modality	Method	n of study	Sensitivity	Specificity	LR＋	LR−	DOR
Malrotation	XP	Pooled	2	0.77 (0.67, 0.84)	0.64 (0.43, 0.81)	2.15 (1.18, 4.41)	0.36 (0.19, 0.77)	5.91 (1.53, 22.83)

ROC：Receiver Operating Characteristic analysis，TP：true positive，FP：false positive，FN：false negative，TN：true negative，LR＋：positive likelihood ratio，LR−：negative likelihood ratio，DOR：diagnostic odds ratio

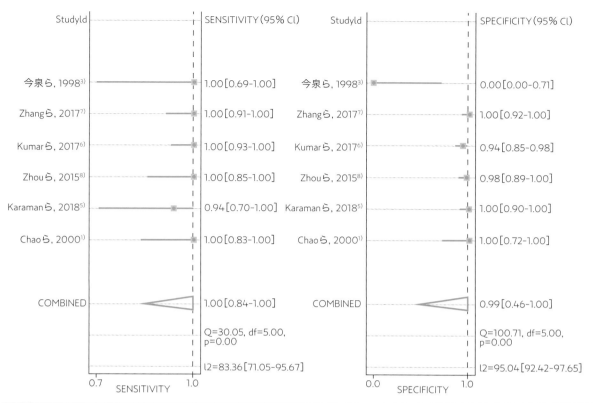

Disease	Modality	Method	n of study	Sensitivity	Specificity	LR +	LR−	DOR
Malrotation	US	BRM	8	1.00 (0.84, 1.00)	0.99 (0.46, 1.00)	84.8 (0.9, 8013.7)	0.00 (0.00, 0.19)	34329 (144, 8204221)

図9　腸回転異常症における腹部超音波検査の感度，特異度（Forest plot）

flexure positionを組み合わせることにより上部消化管造影検査より診断率は高くなると報告している。Kumar ら[6]は腹部超音波検査にてSMA/SMV逆位があれば腸回転異常症の感度，特異度は100%，SMV anterior of SMAの所見は陽性的中率55.5%と報告している。しかし，一方でEspositoら[9]はSMVとSMA間の解剖学的逆転での腸回転異常のみの診断ではあまり高い感度ではないと報告している。

　また，腹部超音波検査では術者によるバイアスや症例の年齢によるバイアスもある。Hennesseyら[10]は小児超音波検査の専門家(15 ～ 30年の経験のある小児超音波の専門家もしくは5 ～ 30年の経験のある放射線科医)による腹部超音波検査が有効であると述べている。また，Ezerら[2]はカラードプラによる乳幼児に対する診断率は1歳以上に比べ捻転や腸間膜の脈管の位置の診断率が劣ると報告している。

　続いて，カラードプラを含めた腹部超音波検査での中腸軸捻転に特化した形で検討している報告は3編[2,7,9]であった(表2)。感度92 ～ 100%，特異度89 ～ 100%である。3編の統合したpooled sensitivityは95%，pooled specificityは82%と感度が高い。ほとんどの報告でwhirlpool sign，血流の途絶などについて言及されており，非常に重要な所見と考えられる。また，中腸軸捻転による大量腸管壊死は非常に重い合併症となるため，診断に際しても注意が必要である[2,7,9]。

3．上部消化管造影検査での腸回転異常症，中腸軸捻転の診断率

　上部消化管造影検査での腸回転異常症について検討している報告は11編[1～5,7,8,11～14]であった(図10)。11編すべてを見ると感度40 ～ 100%，特異度33 ～

表2　中腸軸捻転における腹部超音波検査の感度，特異度（Forest plot，Summary ROC plot）

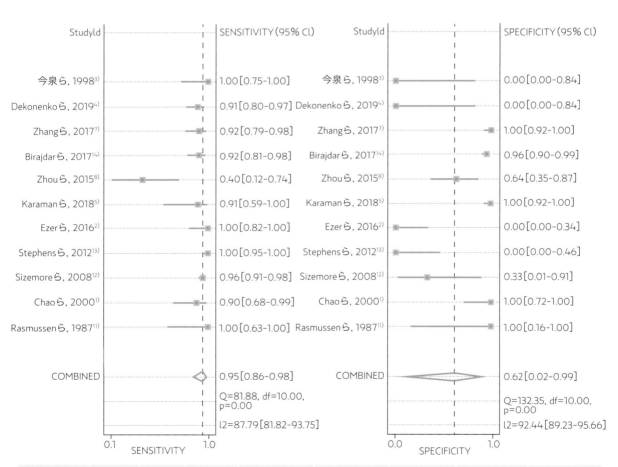

Study	TP	FP	FN	TN	Sensitivity (95% CI)	Specificity (95% CI)	Sensitivity (95% CI)	Specificity (95% CI)
Esposito ら, 2014[9]	22	0	2	2	0.92[0.73, 0.99]	1.00[0.16, 1.00]		
Ezer ら, 2016[2]	13	2	0	0	1.00[0.75, 1.00]	0.00[0.00, 0.84]		
Zhang ら, 2017[7]	20	2	1	16	0.95[0.76, 1.00]	0.89[0.65, 0.99]		

Disease	Modality	Method	n of study	Sensitivity	Specificity	LR＋	LR−	DOR
Volvulus	US	Pooled	3	0.95 (0.89, 0.98)	0.82 (0.68, 0.90)	5.22 (2.76, 9.46)	0.06 (0.03, 0.16)	82.50 (17.58, 385.48)

Disease	Modality	Method	n of study	Sensitivity	Specificity	LR＋	LR−	DOR
Malrotation	UGI	BRM	11	0.95 (0.86, 0.98)	0.62 (0.02, 0.99)	2.5 (0.2, 38.0)	0.08 (0.02, 0.42)	31 (0, 2010)

図10　腸回転異常症における上部消化管造影検査の感度，特異度（Forest plot）

表3　中腸軸捻転における上部消化管造影検査の感度，特異度（Forest plot，SROC curve）

Study	TP	FP	FN	TN	Sensitivity (95% CI)	Specificity (95% CI)	Sensitivity (95% CI)	Specificity (95% CI)
Sizemoreら, 2008[12]	30	2	8	125	0.79[0.63, 0.90]	0.98[0.94, 1.00]		
Stephensら, 2012[13]	24	4	35	3	0.41[0.28, 0.54]	0.43[0.10, 0.82]		

0.0 0.2 0.4 0.6 0.8 1.0　0.0 0.2 0.4 0.6 0.8 1.0

Disease	Modality	Method	n of study	Sensitivity	Specificity	LR+	LR−	DOR
Volvulus	UGI	Pooled	2	0.56 (0.50, 0.59)	0.96 (0.92, 0.98)	12.43 (5.97, 27.32)	0.46 (0.42, 0.54)	26.79 (10.99, 65.02)

100％であるが，ほとんどの報告で感度90％以上である。BRMにて統合し調整した結果，感度95％，特異度62％と感度は高いが特異度はそれほどではない検査といえる。特異度は低い報告も多いため，上部消化管造影検査のみで除外診断を行うことは難しい。Dekonenkoら[4]，Sizemoreら[12]，Stephensら[13]は症状があり，診断がつかない場合は追加の検査として，下部消化管造影検査，腹部超音波検査，腹部造影CT検査は有用な可能性があると報告している。ただし，腹部超音波検査とは逆に新生児，乳児での診断率が高く，Birajdarら[14]は新生児期の診断について非常に有用であると述べている。

　また，上部消化管造影検査での中腸軸捻転に特化して検討している報告は2編のみであった[12,13]（表3）。感度41〜79％，特異度43〜98％，2編の統合したpooled sensitivityは56％と低いが，pooled specificityは96％と高い。中腸軸捻転に対する診断率はさほど高くないが除外診断には有用であると考えられる。Stephensら[13]は術前の上部消化管造影検査で4.2％偽陽性，5.5％が偽陰性であり，追加の検査として，下部消化管造影検査，腹部超音波検査，腹部造影CT検査は有用な可能性があると報告した。Sizemoreら[12]も，上部消化管造影検査での空腸の位置は時として不正確な可能性があり，手技によるバイアスが出るため，結果が曖昧な場合は再検査や下部消化管造影検査での確認を考慮すべきであると述べている。

4．下部消化管造影検査での腸回転異常症の診断率

　下部消化管造影検査での腸回転異常症，中腸軸捻転について検討している報告は1編[11]のみであり（表4），これは上部消化管造影検査にて診断できなかった20％の症例について追加で下部消化管造影検査を行い，診断できたという内容である。現在のところ，上部消化管造影検査の補助的検査として有用であると考えられるが，不明瞭としかいえない。

5．腹部CT検査（造影を含めた）での中腸軸捻転の診断率

　腹部CT検査での腸回転異常症，中腸軸捻転について検討している報告は1編[4]のみであった（表5）。上部消化管造影検査と腹部CT検査の両方を受けた患者のうち，上部消化管造影検査では63％が腸回転異常症の初期診断を受け，残りのうち25％が腹部CT検査で診断をされたと報告している。腹部CT検査のみの感度は61％，特異度0％であり，現在のところ，腸回転異常症の診断ツールとしてではなく，中腸軸捻転の診断において上部消化管造影検査や腹部超音波検査の補助的検査として有用であると考えられる。しかし腸閉塞の鑑別や閉塞起点の同定には重要な役割を果たしているため，腸回転異常症の診断がつかない症例に対して鑑別のためにすすめられる。

CQ2　放射線被ばくを受ける

　放射線被ばくについて検討した報告はなく，

表4 腸回転異常症における下部消化管造影検査の感度，特異度（Forest plot）

Study	TP	FP	FN	TN	Sensitivity (95% CI)	Specificity (95% CI)	Sensitivity (95% CI)	Specificity (95% CI)
Rasmussenら, 1987[11]	2	0	0	0	1.00 [0.16, 1.00]	not estimable		

表5 中腸軸捻転における腹部CT検査の感度，特異度（Forest plot）

Study	TP	FP	FN	TN	Sensitivity (95% CI)	Specificity (95% CI)	Sensitivity (95% CI)	Specificity (95% CI)
Dekonenkoら, 2019[4]	20	1	13	0	0.61 [0.42, 0.77]	0.00 [0.00, 0.97]		

Introductionまたはディスカッションにて言及していた論文が8編あった[15〜22]。いずれも腹部超音波検査には放射線被ばくがないことを述べている。消化管造影は放射線被ばくがあるものの，新生児や乳児の腸回転異常症，中腸軸捻転の診断に有用であることが多い。Dekkerら[15]は照射範囲を絞り，検査時間を短縮することで被ばくを抑えることができると報告している。腹部CT検査の被ばくについては長期的な検討がなく，影響も不明である。しかしながら，腸回転異常症の診断としては腹部超音波検査，消化管造影検査に劣るものの，腸回転異常症が除外診断された症例や所見が不明瞭な症例に対する検査としては，非常に有用である。以上より放射線被ばくの観点からも腸回転異常症を疑った症例に対しては腹部超音波検査，消化管造影検査を行ったのちに腹部CT検査を検討することがすすめられる。

O3 鎮静を必要とする

鎮静について検討している報告はなかった。

O4 医療費が高くなる

医療費について検討している報告はなかったが，ディスカッションにて言及している報告が4編あった[13,23〜25]。Stephensら[13]，Dufourら[23]は腹部超音波検査が消化管造影検査やCTなどの検査に比べ安価で

あることを述べ，Cartyら[24]は消化管造影検査においてバリウムが安価であることに言及している。また，Applegateら[25]は医療費の面から不必要な開腹術を避けるためには消化管造影検査にて診断がつかなくとも繰り返す必要があることを述べている。

〈主要論文における結論〉
Rasmussenら，1987[11]

捻転のない腸回転異常の症例では，臨床徴候はさまざまである。診断がついた時点で移動盲腸以外は手術が推奨される。

Chaoら，2000[1]

31例中20例でSMVとSMAの位置の逆転が起きており，腹部超音波検査は診断に有用である。肛門側の狭小化を伴う十二指腸の拡張（感度89%，特異度92%，p=0.002），fixed midline bowel（感度89%，特異度92%，p=0.002），Whirlpool sign（感度86%，特異度92%，p=0.002）に対しては有用な可能性があった。

Sizemoreら，2008[12]

上部消化管造影検査による空腸の位置は所見として不正確な可能性がある。注意深い手技が上部消化管造影検査には有用であり，結果が曖昧な場合は再

腸回転異常症診療ガイドライン

検査や下部消化管造影検査による盲腸の位置確認を考慮すべきである。

Stephens ら，2012[13]

39例（54.2％）が捻転のない腸回転異常で，27例（37.5％）が捻転を伴った腸回転異常，6例（8.3％）が腸回転異常を認めなかった。術前の上部消化管造影検査で13例（18％）は診断が誤っており，そのうち6例（8.3％）は正常，3例（4.2％）は捻転なしという術前診断であったが，いずれも捻転を認め，4例（5.5％）が捻転ありの診断であったが術中に捻転を認めなかった。上部消化管造影検査だけでは診断を誤る可能性がある。

Ezer ら，2016[2]

診断に特異的な徴候がなく，通常の経過を示さないものは診断が遅れ，腸管壊死に陥る可能性がある。中腸軸捻転は乳児期に多いが，1歳以上の症例はリスクや合併症の率が高い。

Karaman ら，2018[5]

18％の症例においてカラードプラを用いた腹部超音波検査で腸回転異常の診断ができた。感度は93.8％，特異度は100％であった。また，上部消化管造影検査では16％の症例で診断ができた。感度は91.7％，特異度は98.4％であった。

Esposito ら，2014[9]

Whirlpool signの感度は高く定期的に行う必要がある。SMVとSMA間の解剖学的逆転は，腸回転異常のみの診断に対してはあまり感度が高くない。

Zhou ら，2015[8]

SMA/SMV逆位，whirlpool sign，duodenojejunal flexure positionを組み合わせることにより，腹部超音波検査は，上部消化管造影検査よりも小児の腸回転異常の診断率が高い可能性がある。さらに，腹部超音波検査は，合併奇形や腸の壊死などの追加情報も提供できる。

Kumar ら，2017[6]

腹部超音波検査は腸回転異常症の診断に有用である。

Birajdar ら，2017[14]

上部消化管造影検査は，新生児期の腸回転異常症の診断に有用である。

Zhang ら，2017[7]

腹部超音波検査は腸回転異常症の診断において，上部消化管検査よりも優れている。Whirlpool signによる小腸壊死を疑ううえで有用である。

Dekonenko ら，2019[4]

上部消化管造影検査は迅速に診断し，手術適応を決めるうえで必要である。

今泉ら，1998[3]

状況により検査を組み合わせて診断する。腹部超音波検査で診断が困難な場合に，上部消化管造影検査を追加する。

文献

1) Chao H, et al：Sonographic features related to volvulus in neonatal intestinal malrotation. J Ultrasound Med 19：371−376, 2000

2) Ezer SS, et al：Intestinal malrotation needs immediate consideration and investigation. Pediatr Int 58：1200−1204, 2016

3) 今泉了彦，他：乳幼児腸捻転症の臨床的検討．日腹部救急医会誌18：1139−1147，1998

4) Dekonenko C, et al：The identification and treatment of intestinal malrotation in older children. Pediatr Surg Int 35：665−671, 2019

5) Karaman I, et al：Is color doppler a reliable method for the diagnosis of malrotation? J Med Ultrason 45：59−64, 2018

6) Kumar B, et al：Color Doppler−An effective tool for diagnosing midgut volvulus with malrotation. Indian J Gastroenterol 36：27−31, 2017

7) Zhang W, et al：The efficiency of sonography in diagnosing volvulus in neonates with suspected intestinal malrotation. Medicine（Baltimore）96：e8287, 2017

8) Zhou LY, et al：Usefulness of sonography in evaluating

children suspected of malrotation：comparison with an upper gastrointestinal contrast study. J Ultrasound Med 34：1825–1832, 2015

9) Esposito F, et al：Ultrasonographic diagnosis of midgut volvulus with malrotation in children. J Pediatr Gastroenterol Nutr 59：786–788, 2014

10) Hennessey I, et al：Utility of sonographic assessment of the position of the third part of the duodenum using water instillation in intestinal malrotation：a single-center retrospective audit. Pediatr Radiol 44：387–391, 2014

11) Rasmussen L, et al：Intestinal malrotation without volvulus in infancy and childhood. Z Kinderchir 42：19–22, 1987

12) Sizemore AW, et al：Diagnostic performance of the upper gastrointestinal series in the evaluation of children with clinically suspected malrotation. Pediatr Radiol 38：518–528, 2008

13) Stephens LR, et al：Radiological versus clinical evidence of malrotation, a tortuous tale—10-year review. Eur J Pediatr Surg 22：238–242, 2012

14) Birajdar S, et al：Role of upper gastrointestinal contrast studies for suspected malrotation in neonatal population. J Paediatr Child Health 53：644–649, 2017

15) Dekker G, et al：Contrast meals and malrotation in children-metal markers for improved accuracy. Pediatr Radiol 43：115–118, 2013

16) Hennessey I, et al：Utility of sonographic assessment of the position of the third part of the duodenum using water instillation in intestinal malrotation：a single-center retrospective audit. Pediatr Radiol 44：387–391, 2014

17) Karaman I, et al：Is color doppler a reliable method for the diagnosis of malrotation? J Med Ultrason 45：59–64, 2018

18) Nehra D, et al：Intestinal malrotation: varied clinical presentation from infancy through adulthood. Surgery 149：386–393, 2011

19) Orzech N, et al：Is ultrasonography a good screening test for intestinal malrotation? J Pediatr Surg 41：1005–1009, 2006

20) Patino MO, et al：Utility of the sonographic whirlpool sign in diagnosing midgut volvulus in patients with atypical clinical presentations. J Ultrasound Med 23：397–401, 2004

21) Stephens LR, et al：Radiological versus clinical evidence of malrotation, a tortuous tale—10-year review. Eur J Pediatr Surg 22：238–242, 2012

22) Taori K, et al：Unusual presentations of midgut volvulus with the whirlpool sign. J Ultrasound Med 25：99–103, 2006

23) Dufour D, et al：Midgut malrotation, the reliability of sonographic diagnosis. Pediatr Radiol 22：21–23, 1992

24) Carty H, et al：The distended neonate. Clin Radiol 34：367–380, 1983

25) Applegate KE, et al：Intestinal malrotation in children：a problem-solving approach to the upper gastrointestinal series. Radiographics 26：1485–1500, 2006

＊＊＊

IV. 手術適応

IV. 手術適応

Clinical Question
2

小児の無症候性の腸回転異常症において，予防的手術を行うことを推奨するか？

推奨

内臓心房錯位に伴う症例に対して，経過観察とすることを弱く推奨する。先天性横隔膜ヘルニアに伴う症例に対して，予防的手術あるいは経過観察することの明確な推奨ができない。腹壁異常では，腹壁破裂に伴う症例に対しては経過観察することを弱く推奨し，臍帯ヘルニアに伴う症例に対しての明確な推奨ができない。付随疾患のない症例に対して，予防的手術をすることを弱く推奨する。

内臓心房錯位	推奨の強さ	2（弱い）：「実施しない」ことを推奨する。
	エビデンス	D（非常に弱）
先天性横隔膜ヘルニア	推奨の強さ	明確な推奨ができない。
	エビデンス	D（非常に弱）
腹壁破裂	推奨の強さ	2（弱い）：「実施しない」ことを推奨する。
	エビデンス	D（非常に弱）
臍帯ヘルニア	推奨の強さ	明確な推奨ができない。
	エビデンス	D（非常に弱）
付随疾患なし	推奨の強さ	2（弱い）：「実施する」ことを推奨する。
	エビデンス	D（非常に弱）

解説

無症候性の腸回転異常症に対する予防的Ladd手術を施行した場合に，術後腸閉塞が増加するか，中腸軸捻転の発症による予定外の手術を回避できるか，内臓心房錯位（HS），先天性横隔膜ヘルニア（CDH），腹壁異常（腹壁破裂，臍帯ヘルニア）に伴う無症候性の腸回転異常症および付随疾患のない無症候性の腸回転異常症のそれぞれの場合について検討した。

HSを合併した無症候性の腸回転異常症例に対する予防的Ladd手術については，術後合併症率が決して低くない一方で，無治療でも中腸軸捻転の発症率は低く，術後死亡の原因が心疾患であることが多いため，手術を行わず経過観察することを弱く推奨し，手術を考慮する場合には，心臓手術あるいは心機能改善後とすることが望ましい。

CDHを合併した無症候性の腸回転異常症例に対する予防的Ladd手術については，手術後に中腸軸捻転の発症が減少しないことからあまり行われておらず，経過観察が妥当である。一方，CDH根治術後の腸閉塞発症リスクがあるため，予防的Ladd手術を検討し

てもよいと考えられ，予防的Ladd手術あるいは経過観察することの明確な推奨ができない。

腹壁破裂を合併した無症候性の腸回転異常症例に対する予防的Ladd手術については，予防的Ladd手術施行による中腸軸捻転発症リスクの減少はみられないため，経過観察することを弱く推奨する。臍帯ヘルニアについては中腸軸捻転の発症率が比較的高く術後合併症はみられていないが，予防的Ladd手術施行による中腸軸捻転発症リスクの増加がみられ，予防的手術あるいは経過観察することの明確な推奨ができない。

付随疾患のない無症候性の腸回転異常に対して，一般に中腸軸捻転発症リスクは年齢によって異なり，無症候性では症状ありと比べて再手術率が低いことから，エビデンスに乏しいが1歳未満で発見された場合には中腸軸捻転発症リスクを考慮して予防的手術をすることを弱く推奨する。

一般向けサマリー

　小児の腸回転異常症では，症状が出ることが多く，お腹が張ったり，吐いたり，腸管が捻じれて血液の流れが悪くなり血便が出ることもあります。しかし，症状が出ない場合もあり，無症候性と呼ばれますが，HS，CDH，腹壁異常（腹壁破裂，臍帯ヘルニア）などの疾患に合併することが知られています。

　HSの場合は，経過観察中，突然症状が出ることは少なく，一方で手術によるリスク（術後合併症の発症や捻転の発症する可能性）が高いことから，まずは経過観察され，予防的手術をする場合には心臓手術後あるいは心機能改善後に行われます。

　CDHの場合は，予防的手術の効果は低いため経過観察されますが，CDHの根治手術後に腸閉塞が起きる危険性があり，予防的手術を行うことがあります。

　腹壁破裂の場合は，予防的手術の効果は低いため経過観察されます。臍帯ヘルニアの場合は，予防的手術の効果とリスクがはっきりしていません。

　合併疾患のない場合は，中腸軸捻転発症リスクの高い1歳未満で発見された場合に，予防的手術をすることが検討されます。

システマティックレビュー・サマリー

文献検索

　CQ2に対して，1次スクリーニングでPubMedから23編，医中誌Web 4編の文献を抽出し，そのうち2次スクリーニングの対象になったのは21編であった。最終的に，レビューに値する文献は14編であった。このうち，診療ガイドライン（CPG）は0件，システマティックレビュー（SR）は4編で，症例集積研究（CA）が9編，アンケート調査（その他；OT）が1編であった。採用したSRの記載をもととし，それ以降に発表された文献とで新たな知見が得られるかどうかを基本的な観点として，本SRを行った。また，既発表SRでレビューされているが，今回の文献検索に含まれていない重要文献については一部ハンドサーチで追加した（6編）。本SRのアウトカムは「**O2 術後腸閉塞が増加する，O3 予定外の手術を回避する**」の2つを設定した。アウトカムにおける詳細は後述するが，CAおよびそれに基づくSRがほとんどで，質の高いコホート研究（CO）はなく，これまでのSRに新たに追加できるような高いエビデンスは得られなかった。

　無症候性の腸回転異常症は，発生学的にさまざまな付随疾患に合併する場合が多く，特に無脾症候群，多脾症候群を含むHS，CDH，臍帯ヘルニア・腹壁破裂などの腹壁異常がリスクファクターとなる。横隔膜ヘルニアや腹壁異常に伴う腸回転異常症においては，一般的にはnonrotationを呈し，さらに原疾患に対する手術による癒着のためか，中腸軸捻転は起こしにくいと考えられている。したがって，無症候性の腸回転異常症について報告されているもののほとんどが，HSについてである。ほかに，atypical malrotationなどのわが国ではあまり認知されていないような病態も報告が少なくなく，一概に腸回転異常といってもさまざまなentityがありうるため，本レビューでは，腸回転異常を「十二指腸から横行結腸までの腸管の回転と腹膜・後腹膜への固定が完成せず，その結果，腸管の閉塞や捻転，内ヘルニアなどをきたしうる状態の総称」とする。2つのアウトカムについては，別々の記載はほとんどなく，まとめて論じられている場合がほとんどであるため，付随疾患ごとに考察を行う。

内臓心房錯位（HS）に対する予防的Ladd手術

　Landischら[1]のSRでは，1993～2015年のHS合併の腸回転異常についての11の報告から同定された649例のうち，176例（27%）が予防的Ladd手術を施行され，8例（1.2%）のみが中腸軸捻転を合併していた。腎合併症（2.3%）などを含めたすべての術後合併症例25例（14%）のうち，腸閉塞は17例（10%）である。また，予防的Ladd手術後の死亡率は37例（21%）で，うち30日以内死亡が6例（3%）であった。死亡原因は心不全によるものが73%であったが，予防的Ladd手術の術後合併症率・死亡率は決して低くないことが示された。また，初診時診断例や症状のある例はともかく，HS経過観察中の中腸軸捻転発症例はなかっ

た。

Grazianoら[2]のアメリカ小児外科学会（APSA）からの1980～2013年のSRでは，HSを含む重度先天性心疾患における腸回転異常症の文献はCAおよび症例報告のみであるが138編と多く，これを記述式にレビューしている。そのなかで，Tashjianら[3]は22例の予防的Ladd手術を行ったHSのうち，2例（9.1％）に術後腸閉塞，1例（4.5％）に術後中腸軸捻転を認め，また4例（18.2％）の心疾患による死亡があったと報告し，心疾患が改善したあとの手術を推奨している。Sharmaら[4]は，9例の単心室HS患者にLadd手術を施行している。そのうち5例の無症候性症例は2期目の心臓手術が終了したのちに予防的Ladd手術を施行し，1例の術後腸閉塞のみで死亡例はなかったが，4例の症状のある症例は心臓手術前あるいは心機能改善前にLadd手術を施行し，壊死性腸炎やシャント血栓で2例が死亡したと報告しており，心修復後あるいは心機能改善後のLadd手術を推奨している。本SRでは以上を記述式に検討し，HS合併の無症候性症例について手術は心機能改善後に行うべきであり，無治療経過観察も推奨されると結論づけている。

Lodwickら[5]による1995～2015年のSRでは，先天性心疾患を合併する場合は，前述した2つのSRと同様で手術を推奨するエビデンスに乏しいが，予防的Ladd手術を施行するのであれば心機能が改善するまでは待機すべきであるとまとめている。

Choiら[6]は，152例のHS合併の無症候性症例の経過観察を行い，1例のみ（0.7％）消化器症状を発症し

Ladd手術が必要であったと報告している。

Cullisら[7]は，内臓逆位における腸回転異常のスクリーニングの必要性についてレビューしており，無症候性でスクリーニングもされていない群で症状ありに進展したのは0.24％であり，画像診断によるスクリーニングの必要性は低いと述べている。

表6に，2次スクリーニングで選別されたCAの一覧を示す[3,4,8～12]。

予防的Ladd手術による術後腸閉塞は0.0～30.0％（平均16.3％）であり，その他の合併症は0.0～28.6％（平均7.7％），術後中腸軸捻転は0.0～4.5％（平均1.0％）であった。また予防的Ladd手術の推奨については，7編中5編が推奨していなかった。

また，参考研究として，Pockettら[13]は，北米施設の小児外科医，小児心臓血管外科医，小児循環器科医らエキスパートにアンケート調査を行い，HSに対して61％の小児外科医と50％の小児心臓血管外科医と45％の小児循環器科医が予防的Ladd手術をすべきであると考えており，全医師の55％は経過観察でよいと考えているとの結果であった。

先天性横隔膜ヘルニア（CDH）および腹壁異常に対する予防的Ladd手術

CDHや腹壁異常における腸回転異常については，スクリーニングに含まれていた論文は1編のみであったため，追加でPubMedおよび医中誌Webで検索したところ，4編の新たな関連文献を認めたため，これらを加えて考察する。

表6 内臓心房錯位に対する予防的Ladd手術

Study	全患者数	予防的Ladd	術後腸閉塞（％）	その他の合併症（％）	術後中腸軸捻転（％）	予防的Ladd手術を推奨？
Whiteら，2018[8]	29	19	1（5.3）	3（15.8）	0（0.0）	推奨しない
Cullisら，2015[9]	92	4	0（0.0）	0（0.0）	0（0.0）	推奨しない
Papillonら，2013[10]	200	30	9（30.0）	3（10.0）	0（0.0）	推奨しない
Sharmaら，2013[4]	9	5	1（20.0）	0（0.0）	0（0.0）	推奨しない
Pockettら，2013[11]	29	7	2（28.6）	2（28.6）	0（0.0）	推奨しない
Yuら，2009[12]	27	17	2（11.8）	0（0.0）	0（0.0）	推奨する
Tashjianら，2007[3]	22	22	2（9.1）	0（0.0）	1（4.5）	推奨する

Abdelhafeez ら[14]の報告では，腹壁異常に合併した腸回転異常症における中腸軸捻転の発症率について検討し，腹壁破裂142例中では0例，臍帯ヘルニア64例中では2例で，うち1例は60cmの腸切除が行われたが，予防的Ladd手術を行った腹壁破裂14例および臍帯ヘルニア6例については，術後合併症はなかったとされている。以上より，臍帯ヘルニア症例では中腸軸捻転発症のリスク評価を強調しているが，症例数が少なく予防的Ladd手術を推奨するまでには至っていない。Fawley ら[15]は，腹壁異常に合併した腸回転異常における中腸軸捻転の発症率について多施設共同で検討している。414例中8例（1.9%）で中腸軸捻転を発症し（腹壁破裂299例中3例 vs. 臍帯ヘルニア115例中5例，p＝0.04），また，8例に予防的Ladd手術が施行され，全例が術後に中腸軸捻転や腸閉塞を呈さなかったことから，特に中腸軸捻転を起こす頻度が高かった臍帯ヘルニアにおいては予防的Ladd手術を推奨している。Ward ら[16]は，Pediatric Health Information System データベースを用いた解析で，腹壁異常（臍帯ヘルニア，腹壁破裂，腹壁欠損）のうち，予防的Ladd手術を施行していない4,159例中22例（0.5%）に中腸軸捻転が発症し，予防的Ladd手術施行後（133例）は4例（3.0%）に発症を認めたとしている。また，予防的Ladd手術による中腸軸捻転のリスク減少はみられず，臍帯ヘルニアではかえって中腸軸捻転の発症リスクは増加したとしている（非Ladd手術0.1% vs. Ladd手術9.1%，p＝0.001）。以上より，腹壁異常において予防的Ladd手術による中腸軸捻転発症リスク減少効果はみられず，予防的Ladd手術の適応は慎重であるべきであると思われる[14～16]（表7）。

Heiwegen ら[17]は，CDH 197例中76例が術中に腸回転異常と診断され，うち67例は予防的Ladd手術を受け，腸回転異常と診断されていない82例の中腸軸捻転発症率は2%であったとしている。CDH術後腸閉塞による手術率も，診断群9.5% vs. 記載なし群22.2%であったため，CDH根治術時の腸回転異常の検索の重要性を述べているが，予防的Ladd手術の施

表7　腹壁異常に対する予防的Ladd手術

Study	全患者数	無治療例での中腸軸捻転（%）	予防的Ladd（%）	術後腸閉塞（%）	術後中腸軸捻転（%）	予防的Ladd手術を推奨？
Abdelhafeez ら，2015[14]	206	2 (0.0)	20 (9.7)	0 (0.0)	0 (0.0)	なんともいえない
Fawley ら，2017[15]	414	8 (1.9)	8 (1.9)	0 (0.0)	0 (0.0)	臍帯ヘルニアにおいては中腸軸捻転の発症が多く検討するべき
Ward ら，2017[16]	4,313	22 (0.5)	133 (3.1)	N.E.	4 (3.0)	メリットは見いだせない

表8　先天性横隔膜ヘルニアに対する予防的Ladd手術

Study	全患者数	無治療例での中腸軸捻（%）	予防的Ladd（%）	術後腸閉塞（%）	術後中腸軸捻転（%）	予防的Ladd手術を推奨？
Helwegen ら，2020[17]	197	2 (1.0)	67 (34.0)	N.E.	N.E.	無治療は腸閉塞のリスクがあるがまだ検討が必要
Ward ら，2017[16]	2,385	6 (0.3)	119 (5.0)	N.E.	0 (0.0)	メリットは見いだせない

行についてはさらなる検討が必要としている。Ward
ら[16]は，Pediatric Health Information System データベー
スを用いた解析で，2,385例中無治療の6例（0.3％）
に中腸軸捻転が発症し，予防的Ladd手術施行後は0
例（0.0％）であったとしている[16,17]（表8）。

　Zaniら[18]が，小児外科医に対してCDH管理に関す
る質問調査を行ったところ，104人（64％）が術中の
腸回転異常診断時はLadd手術を付加するとしている。

付随疾患のない腸回転異常における予防的Ladd手術

　Grazianoら[2]によるAPSAからの1980〜2013年の
SRでは，HSを伴わない無症候性の腸回転異常症に対
する予防的Ladd手術については，具体的なCAはほ
とんどない。1編，Malekら[19]の論文を引用しており，
National Inpatient Sample データベースを用いて中腸
軸捻転に対する緊急手術と年齢の相関性についてシ
ミュレーションを行い，予防的Ladd手術は1歳で施
行した場合に質調整生存率が最大となり，19.8歳ま
で一定に減少していくため，特に20歳以上では施行
する利益は少ないと結論づけている。

　Lodwickら[5]による1995〜2015年のSRにおいては，
無症候性の腸回転異常症には，先天性心疾患やほか
のリスクがなければ審査腹腔鏡，それに引き続く予
防的Ladd手術を，外科医の経験に基づいて行うこと
が推奨されるとしているが，エビデンスに乏しく筆
者らの意見にとどまる。

　Coveyら[20]は，無症候性で予防的Ladd手術を施行
した群19例（17例が先天性心疾患あり）と，症状あり
でLadd手術を施行した群23例を比較した。無症候性
群では再手術例はなかったが，症状あり群では再手
術率が25％であり，両群とも呼吸器関連による死亡
が1例ずつで死亡率に有意差はなく，予防的Ladd手
術は安全であるとして施行を推奨している。

文献

1）　Landisch R, et al：Observation versus prophylactic ladd procedure for asymptomatic intestinal rotational abnormalities in heterotaxy syndrome：a systematic review. J Pediatr Surg 50：1971–1974, 2015

2）　Graziano K, et al：Asymptomatic malrotation：diagnosis and surgical management：an american pediatric surgical association outcomes and evidencebased practice committee systematic review. J Pediatr Surg 50：1783–1790, 2015

3）　Tashjian DB, et al：Outcomes after a Ladd procedure for intestinal malrotation with heterotaxia. J Pediatr Surg 42：528–531, 2007

4）　Sharma MS, et al：Ladd's procedure in functional single ventricle and heterotaxy syndrome：does timing affect outcome? Ann Thorac Surg 95：1403–1407, 2013

5）　Lodwick DL, et al：Current surgical management of intestinal rotational abnormalities. Curr Opin Pediatr 27：383–388, 2015

6）　Choi M, et al：Heterotaxia syndrome：the role of screening for intestinal rotation abnormalities. Arch Dis Child 90：813–815, 2005

7）　Cullis PS, et al：Is Screening of intestinal foregut anatomy in heterotaxy patients really necessary?：a systematic review in search of the evidence. Ann Surg 264：1156–1161, 2016

8）　White SC, et al：Malrotation is not associated with adverse outcomes after cardiac surgery in patients with heterotaxy syndrome. J Pediatr Surg 53：1494–1498, 2018

9）　Cullis PS, et al：Heterotaxy and intestinal rotation anomalies：20 years experience at a UK regional paediatric surgery centre. Pediatr Surg Int 31：1127–1131, 2015

10）　Papillon S, et al：Congenital heart disease and heterotaxy：upper gastrointestinal fluoroscopy can be misleading and surgery in an asymptomatic patient is not beneficial. J Pediatr Surg 48：164–169, 2013

11）　Pockett CR, et al：Heterotaxy syndrome：is a prophylactic Ladd procedure necessary in asymptomatic patients? Pediatr Cardiol 34：59–63, 2013

12）　Yu DC, et al：Outcomes after the Ladd procedure in patients with heterotaxy syndrome, congenital heart disease, and intestinal malrotation. J Pediatr Surg 44：1089–1095, 2009

13）　Pockett CR, et al：Heterotaxy syndrome and intestinal rotation abnormalities：a survey of institutional practice. J Pediatr Surg 48：2078–2083, 2013

14）　Abdelhafeez AH, et al：The risk of volvulus in abdominal wall defects. J Pediatr Surg 50：570–572, 2015

15）　Fawley JA, et al：The risk of midgut volvulus in patients with abdominal wall defects：a multi-institutional study. J Pediatr Surg 52：26–29, 2017

16）　Ward EP, et al：Preemptive Ladd procedure in congenital diaphragmatic hernia and abdominal wall defects does not reduce the risk of future volvulus. J Pediatr Surg 52：

1956–1961, 2017

17) Heiwegen K, et al：Malrotation in congenital diaphragmatic hernia：is it really a problem? Eur J Pediatr Surg 30：434–439, 2020

18) Zani A, et al：International survey on the management of congenital diaphragmatic hernia. Eur J Pediatr Surg 26：38–46, 2016

19) Malek MM, et al：The optimal management of malrotation diagnosed after infancy：a decision analysis. Am J Surg 191：45–51, 2006

20) Covey SE, et al：Prophylactic versus symptomatic Ladd procedures for pediatric malrotation. J Surg Res 205：327–330, 2016

＊＊＊

小児の症状のある腸回転異常症において，中腸軸捻転を合併していない場合の手術時期はいつが推奨されるか？

推奨

新生児期・乳児期では速やかな手術を，幼児期以降では待機的手術を提案する。経過観察する場合には，中腸軸捻転を起こしうるリスクを説明する必要がある。

推奨の強さ	2（弱い）：「実施する」ことを推奨する。
エビデンス	D（非常に弱）

解説

小児の症状のある腸回転異常症における中腸軸捻転を合併していない症例に対して，待機経過観察中の中腸軸捻転発症のリスクや予防的Ladd手術の必要性の有無について検討した論文は存在しない。腹痛や嘔吐などを繰り返すような症候を有する例では捻転と捻転解除が繰り返されている可能性もあり，特に新生児期・乳児期においては中腸軸捻転例に準じて緊急手術を行うことを推奨する。一方で，幼児期以降においては慢性捻転がゆえに新生児・乳児のような急激な腸管虚血を起こしにくくなっている，予防的Ladd手術を行ったあとに腸閉塞の発症率が高い，などという報告がある。このため，幼児期以降における中腸軸捻転を合併していない腸回転異常症例に対して，待機的に手術を行うことを提案するものの，新生児期・乳児期に手術を受ける症例に比べて術後の合併症がやや多いことを認識し，説明する必要がある。また，待機的に経過観察をする場合には，嘔吐や腹痛などの症状が出た場合，中腸軸捻転を起こしている可能性があることを説明する必要がある。

一般向けサマリー

腸捻転（腸が捻れること）を起こしていない腸回転異常症のお子さんについて，詳しく検討した論文報告は，現在のところ存在していません。ただし，そうしたお子さんは気がつかない間に腸捻転を起こしている可能性があります。特に腹痛や吐き気を訴え，嘔吐しても症状が軽度であったり，自然に症状が治まっている場合には，腸捻転が起き，その腸捻転がもとに戻ったりしている可能性があります。生まれて間もない新生児や乳児で，そのようなことがあり，捻転を疑った場合は緊急手術を考慮し，幼児期以降では用心深く経過をみながら手術を計画したほうがよいと思われます。ただし，幼児期以降では軽い捻転を繰り返しているうちに腸や腸の血管に慢性的な変化が起き，手術のあとに腸が狭くなったり癒着したりするなどして，腸閉塞などの合併症を起こす頻度が，新生児や乳児に比べて比較的高いという指摘もあり，医師はそのことを説明する必要があると思われます。また，手術を待機している間に腹痛や吐き気を訴えた場合，腸捻転を起こしている恐れがあり，速やかに受診する必要があると考えます。

システマティックレビュー・サマリー
文献検索

CQ3に対して，1次スクリーニングではPubMedから63編，cochran libraryから1編，医中誌Webから71編の計135編が抽出された。そのうち2次スクリーニングでは88編が対象となり，最終的にレビューの対象となったのはPubMedから12編，医中誌Webから4編の計16編であった。このうちシステマティックレビュー（SR）は1編あったが，腹腔鏡と開腹手術に関するものであった。検索された論文は症例集積研究（CA）と症例報告がほとんどで，待機中の中腸軸捻

転発症や待機的手術の術後合併症発症を焦点として手術時期を検討した論文はなかった。

O1　待機中の捻転発症が増加する

「待機中の中腸軸捻転発症が増加するかどうか」について参考にできる研究はなかった。全症例の待機（観察）期間の範囲や中央値などの記載はみられたが，症例ごとの期間の記載はなかったため，比較し検討することはできなかった。

腸回転異常はどの年齢でもみられ，中腸軸捻転が起こりうる[1～3]。中腸軸捻転の診断が遅れ，予後不良にならないように症状と検査結果をもとに速やかな外科的治療が選択される[3]。中腸軸捻転をきたしていない症例は非定型例に多く，無症候性症例発見例に対する手術の是非については統一された基準はない[4,5]。保存的に経過観察する場合には，中腸軸捻転発症のリスクを説明する必要がある[6]。

O2　手術関連合併症が増加する

「待機後手術例の合併症の発症」について検討した研究はなかった。

術中偶発的に発見され予防的Ladd手術を行った症例においては，行わなかった症例に比べて術後腸閉塞の発症率が高いと報告されている（16.7％ vs. 10.2％）[7]。また，Ladd手術を行った例において全例で上腸間膜動脈（SMA）の血流低下を認めたとの報告[8]や，6歳以上の無症候性症例に対する予防的Ladd手術では術後合併症が多いとの報告[9]から，無症候性症例ではclose observationが許容されている[9]。術式別に検討した報告がみられるが，腹腔鏡下手術は新生児や幼児期には行われておらず，また，多くの症例で開腹術に移行していることから全体像の把握は困難であった[10～12]。

サブグループに関する検討
慢性中腸軸捻転と待機的手術

幼児期以降の場合，その病態は新生児期・乳児期とは異なり，急激に腸管虚血や壊死をきたすような中腸軸捻転は起こりにくく，慢性中腸軸捻転に移行する例が多い。軸捻転の持続や反復する腸管阻血が

側副血行路形成を促し，SMAの閉塞後も腸管血流が維持され慢性捻転が成立すると考えられる[13]。術中所見において，側副血行路の発達により整復困難な軸捻転を生じていることもあり，慢性的に軸捻転と自然整復を繰り返す間に癒着を生じながら徐々に進行していると考えられる[14]。また，上腸間膜静脈の著明な拡張と捻転部位の線維性癒着およびSMAの石灰化など，慢性的な変化を認めることもある[15]。中腸軸捻転症は一般的に腸管虚血の原因になるため緊急手術の適応になるが，慢性的に経過し通過障害や腸管虚血を示唆する明らかな所見が得られない場合，保存的に経過をみることも多い[16]。

成人期では，①慢性的な経過中に軽度の軸捻転を反復した結果，側副血行路の発達により腸管虚血が回避され[17]，②腸間膜脂肪織が発達しクッションの役割を果たすため，捻転をきたしても軽度にとどまる[18]などの理由で，腸管壊死が少ないといわれている。腸回転異常症における中腸軸捻転において，若年期であっても腸管壊死を認めない場合，慎重な経過観察を前提とした待機的手術が可能であるといわれている[16]。

1歳以上で中腸軸捻転発症リスクが増加するか

3編取り上げたが[2,7,15]，オッズ比が0.32でリスクは増加しない（表9）。

1歳以上で手術関連合併症発症リスクが増加するか

2編取り上げたが[7,15]，どちらともいえなかった（表10）。

文献

1) Drewett M, et al：The burden of excluding malrotation in term neonates with bile stained vomiting. Pediatr Surg Int 32：483-486, 2016
2) Ezer SS, et al：Intestinal malrotation needs immediate consideration and investigation. Pediatr Int 58：1200-1204, 2016
3) Husberg B, et al：Congenital intestinal malrotation in adolescent and adult patients：a 12-year clinical and radiological survey. Springerplus 5：245, 2016
4) 北河徳彦，他：年長児における腸回転異常症の診断と治療．小児外科37：803-808，2005

表9 年齢と中腸軸捻転発症に関するメタアナリシス（Forest plot）

Study or Subgroup	Over 1 year old		Under 1 year old		Weight	Odds Ratio IV, Random, 95%CI	Odds Ratio IV, Random, 95% CI
	Events	Total	Events	Total			
岩出ら, 2016[7]	10	14	60	66	41.1%	0.25[0.06, 1.05]	
Ezerら, 2016[2]	4	12	11	16	32.9%	0.23[0.05, 1.13]	
竜田ら, 2017[15]	5	7	29	38	25.9%	0.78[0.13, 4.70]	
Total (95% CI)		33		120	100.0%	0.32[0.13, 0.81]	
Total events	19		100				

Heterogeneity：$Tau^2=0.00$；$Chi^2=1.22$, df=2(p=0.54)；$I^2=0\%$
Test for overall effect：Z=2.40(p=0.02)

0.01　0.1　1　10　100
Favours[experimental] Favours[control]

表10 年齢と中腸軸捻転発症に関するメタアナリシス（Forest plot）

Study or Subgroup	Over 1 year old		Under 1 year old		Weight	Odds Ratio IV, Fixed, 95%CI	Odds Ratio IV, Fixed, 95% CI
	Events	Total	Events	Total			
岩出ら, 2016[7]	2	14	11	66	55.5%	0.83[0.16, 4.26]	
竜田ら, 2017[15]	3	7	4	38	44.5%	6.38[1.03, 39.37]	
Total (95% CI)		21		104	100.0%	2.06[0.61, 6.95]	
Total events	5		15				

Heterogeneity：$Chi^2=2.66$, df=1(p=0.10)；$I^2=62\%$
Test for overall effect：Z=1.17(p=0.24)

0.01　0.1　1.0　10　100
Favours over 1 year old Favours under 1 year old

5) 新井真理，他：非定型的腸回転異常症の診断と治療．小児外科37：785-790，2005

6) 沼田隆佑，他：内臓逆位に合併した腸回転異常症による中腸軸捻転の5歳男児例．日小児救急医会誌15：53-56，2016

7) 岩出珠幾，他：当院で手術を行った腸回転異常症の82例の合併症の検討．日小児救急医会誌15：368-373，2016

8) Çakmak AM, et al：Assessment of developmental and radiological long-term outcome of children with surgically treated midgut volvulus. Turk J Med Sci 47：633-637, 2017

9) McVay MR, et al：Jack Barney Award. The changing spectrum of intestinal malrotation：diagnosis and management. Am J Surg 194：712-719,2007

10) Catania VD, et al：Open versus laparoscopic approach for intestinal malrotation in infants and children：a systematic review and meta-analysis. Pediatr Surg Int 32：1157-1164, 2016

11) Arnaud AP, et al：Laparoscopic Ladd's procedure for malrotation in infants and children is still a controversial approach. J Pediatr Surg 54：1843-1847, 2019

12) Ferrero L, et al：Intestinal malrotation and volvulus in neonates：laparoscopy versus open laparotomy. J Laparoendosc Adv Surg Tech A 27：318-321, 2017

13) 山田和歌，他：慢性中腸軸捻転症を伴った年長児腸

回転異常症の2例. 日小外会誌48：849-853, 2012

14) 樫塚久記, 他：術前診断しえた成人における腸回転異常に伴う中腸軸捻転症の1例. 日消外会誌41：1827-1831, 2008

15) 竜田恭介, 他：当科における腸回転異常症の新生児乳児例と幼児期以降例の比較検討. 日小外会誌53：1004-1008, 2017

16) 箱崎智樹, 他：待機的に整復手術を試みた若年者腸回転異常症の1例. 昭和学士会誌78：682-687,

2018

17) 牛田雄太, 他：病悩期間5年で手術を行った成人腸回転異常症の1例. 日臨外会誌76：2461-2465, 2015

18) 小川富雄, 他：成人にみられた腸回転異常症 - 自験4例と本邦報告例の集計. 小児外科29：644-649, 1997

＊＊＊

V. 術式

V. 術式

小児の腸回転異常症において，腹腔鏡下手術を推奨するか？

推奨

中腸軸捻転合併例および新生児例に対する腹腔鏡下手術の明確な推奨ができない。無症候性，非新生児症例に対する腹腔鏡下手術は弱く推奨する。

新生児	推奨の強さ	明確な推奨ができない。
	エビデンス	D（非常に弱）
無症候性・非新生児	推奨の強さ	2（弱い）：「実施する」ことを推奨する。
	エビデンス	D（非常に弱）

解説

小児の腸回転異常症に対する腹腔鏡下手術の有用性について，開腹手術と比較し検討を行った。腹腔鏡下手術を行うことで，整容性がよくなるか，手術関連合併症が増加するか，術後腸閉塞が増加するか，術後軸捻転が増加するか，それぞれ有用性を検討した。整容性については腹腔鏡下手術が明らかに優れていると考えられ，開腹手術と比較した報告は存在しなかった。システマティックレビュー（SR）では，開腹手術の手術関連合併症発生率が高いことと，腹腔鏡下手術の術後軸捻転発生率が高いことが明らかであった。本症の多くを占める新生児例や，中腸軸捻転合併例ではその多くで開腹術が選択されており，腹腔鏡下手術を支持するエビデンスはわずかであることから，現時点では腹腔鏡下手術の明確な推奨ができない。無症候性症例については腹腔鏡下手術を安全に行うことが可能ではあると思われたが，術後軸捻転発生率の増加も懸念されるため，弱く推奨する。

一般向けサマリー

小児の腸回転異常症に対する手術は，大きく分け開腹術と腹腔鏡下手術の2種類があります。開腹術の中には，できるだけ手術の傷が目立たないように臍を切開して手術をする方法もあります。近年は，腸回転異常症に対して腹腔鏡下手術を行う施設も増えてきました。開腹術と腹腔鏡下手術についてどちらが優れているか，以下の点について現在発表されている論文を中心に専門家で比較・検討をしました。

1)整容性（傷の見た目）がよいのはどちらの術式か？

2)手術に関連した合併症（癒着による腸閉塞など）が多いのはどちらか？

3)術後に軸捻転（腸が捻れる）が多いのはどちらか？

整容性は明らかに腹腔鏡下手術が優れていると考えられました。手術に関連した合併症（腸閉塞など）は開腹術のほうが比較的多いようです。術後の軸捻転は腹腔鏡下手術がやや多いようでした。無症候性（嘔吐や腹痛などの症状がないもの）に対しては安全に腹腔鏡下手術が行えると考えられましたが，術後の軸捻転の危険性もあるため，弱くおすすめすることとしました。また緊急で手術が必要となることが多い，新生児や中腸軸捻転（小腸の大部分が捻れてしまう）に対しては，現在ほとんどの施設で開腹術が選択されているため，腹腔鏡下手術が安全にできるかどうか不明でした。以上から腹腔鏡下手術の有用性は現時点で不明であるという結論になりました。

文献検索

　CQ4に対して，1次スクリーニングで54編の文献を抽出し，そのうち，2次スクリーニングの対象になったのは，35編であった。最終的に，レビューに値する文献は23編であった[1～23]。このうち，診療ガイドライン（CPG）は0件で，SRは2編[1,2]であった。採用したSRの記載をもととし，それ以降に発表された文献とで新たな知見が得られるかどうかを基本的な観点としてSRを行ったが，レビューに値する文献が少ないため症例報告（CR）も採用して検討した。

　各アウトカムにおける詳細は後述するが，症例集積研究，CRが多く，研究対象集団の違い，介入の違い，比較の違い，アウトカム測定の違いなどはさまざまであった。質の高いコホート研究はなく，これまでのSRに追加できるような高いエビデンスは得られなかった。

O2　整容性がよくなる
SR1[1]，SR2[2]

・整容性に関する検討はされていなかった。

O5　手術関連合併症が増加する
SR1[1]

・無症候性の腸回転異常症に対する診断や手術に関するSR。
・220編の論文中，6編（腹腔鏡下手術228症例）が選択基準に適合し，すべて単施設の後方視的研究であった。
・腹腔鏡下手術の開腹移行率は17％（0～33％）で，症状の再発は3％（0～19％）であった。
・選択基準に適合した単施設の後方視的研究の結果から，無症候性症例では腹腔鏡下手術で診断や治療を安全に行うことが可能と考えられる。しかし，中腸軸捻転合併例や新生児例に対する腹腔鏡下手術を支持するエビデンスはわずかである（中腸軸捻転合併例に関しては，6編中4編は「推奨しない」，1編は「推奨する」，1編は記載なしであった）（Level 3～4 evidence，Grade C recommendation）。

SR2[2]

・腸回転異常症に対する手術として開腹と腹腔鏡下のどちらがよいかを検討したSR。
・308編の論文のうち，9編の論文が選択基準に適合（開腹744例，腹腔鏡下259例）した。
・手術時年齢に関する比較がされていた6編の検討では，開腹手術で有意に年齢が低かった（開腹0.9±1.2歳 vs. 腹腔鏡下2.6±3歳，p＜0.0001）。また，新生児における開腹・腹腔鏡下手術の割合は，該当した2編の検討で有意に開腹が多かった（開腹91.5％ vs. 腹腔鏡下8.5％，p＜0.0001）。臨床症状に関して記載のあった4編の検討では，無症候性症例の割合は両群で同等であった（開腹23％ vs. 腹腔鏡下17％）。そのうちの2編で，記載があった術前に中腸軸捻転が疑われた症例の割合は，開腹で有意に高かった（開腹77％ vs. 腹腔鏡下23％，p＜0.001）。
・腹腔鏡下手術の開腹移行率は6編（190例）の検討で25.3％であり，移行の理由は視野不良40％，技術的問題10％，捻転解除困難8％，予定移行6％，腸管損傷・壊死4％，合併疾患2％，記載なし14％であった。
・術後合併症に関しては6編（開腹502例，腹腔鏡下188例）で記載があった。合併症全体の発症率は有意に高率であり（開腹22％ vs. 腹腔鏡下7％，p＜0.001），オッズ比は3.47だった（表11）[2]。創感染は開腹例のみに認められ（開腹3％ vs. 腹腔鏡下0％，p=0.015），術後再入院も開腹例が多かった（開腹6.5％ vs. 腹腔鏡下2％，p=0.021）。

O6　術後腸閉塞が増加する
SR1[1]

・開腹，腹腔鏡下間での術後腸閉塞に関する検討はされていなかった。

SR2[2]

・術後腸閉塞に関しては9編中6編の検討で，開腹10％ vs. 腹腔鏡下0％（p=0.07）で有意差は認めなかった。

表11 　術後合併症発症率を開腹と腹腔鏡下で比較したメタ解析の結果

Study	Statistics for each study					Odds ratio and 95% Cl
	Odds ratio	Lower limit	Upper limit	Z-Value	p-Value	
Chen (2003)	5.0000	0.2243	111.4342	1.0163	0.3095	
Stanfill (2009)	7.0000	2.7108	18.0761	4.0202	0.0001	
Fraser (2009)	1.5880	0.0872	28.9104	0.3124	0.7548	
Pearson (2013)	0.6599	0.0259	16.8028	-0.2517	0.8013	
Miyano (2015)	1.0667	0.0834	13.6501	0.0496	0.9604	
Ooms (2015)	2.0944	0.6689	6.5585	1.2694	0.2043	
	3.4662	1.8054	6.6547	3.7352	0.0002	

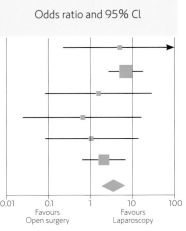

Effect size and 95% interval			Test of null [2-Tail]			Heterogeneity				Tau-squared			
Point estimate	Lower limit	Upper limit	Z-value	P-value	Q-value	df(Q)	P-value	I-squared	Tau Squared	Standard Error	Variance	Tau	
3.466	1.805	6.655	3.735	0.000	5.018	5	0.414	0.357	0.003	0.533	0.284	0.055	
3.457	1.795	6.658	3.711	0.000									

Catania VD, et al：Open versus laparoscopic approach for intestinal malrotation in infants and children：a systematic review and meta-analysis. Pediatr Surg Int 32：1157–1164, 2016 [2]

O7　術後再捻転が増加する

SR1[1]

・開腹，腹腔鏡下間での術後再捻転に関する検討はされていなかった。

SR2[2]

・術後捻転に関しては9編中5編で検討されていた。再捻転率は開腹1.4％ vs. 腹腔鏡下3.5％（p=0.04）で開腹が有意に低く，オッズ比は0.25だった（表12）[2]。

文献

1) Graziano K, et al：Asymptomatic malrotation：diagnosis and surgical management：an American Pediatric Surgical Association outcomes and evidence based practice committee systematic review. J Pediatr Surg 50：1783–1790, 2015

2) Catania VD, et al：Open versus laparoscopic approach for intestinal malrotation in infants and children：a systematic review and meta-analysis. Pediatr Surg Int 32：1157–1164, 2016

3) 廣瀬龍一郎，他：中腸軸捻転合併腸回転異常症に対する腹腔鏡下手術．日内視鏡外会誌11：435–440, 2006

4) 福澤宏明，他：腸回転異常症の治療―開腹手術と腹腔鏡手術．小児外科44：30–34，2012

5) 大島一夫，他：腹腔鏡下腸回転異常症根治術後に発症した十二指腸狭窄に内視鏡下バルーン拡張が有効であった1例．日小外会誌52：108–112，2016

6) 箱崎智樹，他：待機的に整復手術を試みた若年者腸回転異常症の1例．昭和学士会誌78：682–687, 2018

7) Kalfa N, et al：Conditions required for laparoscopic repair of subacute volvulus of the midgut in neonates with intestinal malrotation：5 cases. Surg Endosc 18：1815–1817, 2004

8) Draus JM Jr, et al：Laparoscopic Ladd procedure：a minimally invasive approach to malrotation without midgut volvulus. Am Surg 73：693–696, 2007

9) Fraser JD, et al：The role of laparoscopy in the management of malrotation. J Surg Res 156：80–82, 2009

10) Stanfill AB, et al：Laparoscopic Ladd's procedure：treatment of choice for midgut malrotation in infants and children. J Laparoendosc Adv Surg Tech A 20：369–372,

表12　術後再捻転率に関して開腹と腹腔鏡下を比較したメタ解析の結果

Study	Statistics for each study					Odds ratio and 95% CI
	Odds ratio	Lower limit	Upper limit	Z-Value	p-Value	
Stanfill (2009)	0.143	0.013	1.624	-1.569	0.117	
Fraser (2009)	1.588	0.087	28.910	0.312	0.755	
Pearson (2013)	0.297	0.012	7.453	-0.739	0.460	
Miyano (2015)	0.162	0.006	4.407	-1.080	0.280	
Ooms (2015)	0.089	0.003	2.283	-1.461	0.144	
	0.251	0.067	0.945	-2.044	0.041	

Effect size and 95% interval			Test of null [2-Tail]			Heterogeneity				Tau-squared			
Point estimate	Lower limit	Upper limit	Z-value	P-value	Q-value	df(Q)	P-value	I-squared	Tau Squared	Standard Error	Variance	Tau	
0.251	0.067	0.945	-2.044	0.041	2.229	4	0.694	0.000	0.000	1.639	2.686	0.000	
0.251	0.067	0.945	-2.044	0.041									

Catania VD, et al：Open versus laparoscopic approach for intestinal malrotation in infants and children：a systematic review and meta-analysis. Pediatr Surg Int 32：1157–1164, 2016[2]

2010

11) Hagendoorn J, et al：Laparoscopic treatment of intestinal malrotation in neonates and infants：retrospective study. Surg Endosc 25：217–220, 2011

12) Miyano G, et al：Laparoscopic repair of malrotation：what are the indications in neonates and children? J Laparoendosc Adv Surg Tech A 25：155–158, 2015

13) Ferrero L, et al：Intestinal malrotation and volvulus in neonates：laparoscopy versus open laparotomy. J Laparoendosc Adv Surg Tech A 27：318–321, 2017

14) Reddy AS, et al：Laparoscopic Ladd's procedure in children：challenges, results, and problems. J Indian Assoc Pediatr Surg 23：61–65, 2018

15) Arnaud AP, et al：Laparoscopic Ladd's procedure for malrotation in infants and children is still a controversial approach. J Pediatr Surg 54：1843–1847, 2019

16) 吉田真理子，他：小児腹部救急疾患に対する腹腔鏡手術．日腹部救急医会誌31：31–35，2011

17) ten Berge F, et al：Surgical intervention of intestinal malrotations in paediatric patients without other congenital anatomical abnormalities：overview from a single center. Eur J Radiol 59：20–24, 2006

18) Hsiao M, et al：Value of laparoscopy in children with a suspected rotation abnormality on imaging. J Pediatr Surg 46：1347–1352, 2011

19) Hsiao M, et al：Surgery for suspected rotation abnormality：selection of open vs laparoscopic surgery using a rational approach. J Pediatr Surg 47：904–910, 2012

20) Huntington JT, et al：Comparing laparoscopic versus open Ladd's procedure in pediatric patients. J Pediatr Surg 52：1128–1131, 2017

21) Isani MA, et al：Is less more? Laparoscopic versus open Ladd's procedure in children with malrotation. J Surg Res 229：351–356, 2018

22) Long L, et al：Congenital chylous ascites in infants：another presentation of intestinal malrotation. J Pediatr Surg 53：537–539, 2018

23) Ooms N, et al：Laparoscopic treatment of intestinal malrotation in children. Eur J Pediatr Surg 26：376–381, 2016

＊＊＊

小児の腸回転異常症において，腸管壊死併発時にsecond look operationを推奨するか？

推奨

大量腸管切除から短腸症候群になることが予想される場合，腸管の切除範囲縮小の目的でsecond look operationを行うことを弱く推奨する。大量腸管壊死で急性期死亡の可能性がある場合や，術者や施設の経験などに関する総合的判断でsecond look operationを行うほうが危険であると考えられる場合には，行わないことを推奨する。

推奨の強さ	2（弱い）:「実施する」，または「実施しない」ことを推奨する。
エビデンス	D（非常に弱）

解説

中腸軸捻転により腸管壊死を併発した腸回転異常症の手術において，捻転解除直後は腸管の血流の回復が不十分な部位が存在するため切除範囲の決定が困難なことがある。大量小腸切除から短腸症候群になることが予想される場合，極力，切除腸管を少なくするために，捻転の解除のみでいったん手術を終え，時間をおいてもう一度手術を行い，腸管の血流の改善の有無を確認するsecond look operationが行われることがある。

腸管壊死を併発した小児の腸回転異常症においてsecond look operationにより，死亡率が減少するか，残存小腸の長さが保たれるか，中心静脈栄養離脱率が上昇するか，手術関連合併症が増加するか，術後合併症が増加するか，という項目について検討を行ったところ，システマティックレビュー（SR）による

エビデンスの質が高い報告はなかった。また，実際の腸回転異常症における腸管壊死併発症例に関する全体像についても，その発生頻度や，second look operation施行症例や非施行症例に関する具体的なデータがないのが現状であった。しかし，second look operationにより腸管切除の範囲縮小が可能であったとする症例報告（CR）が散見されており，また，この結果を上回るほかの治療は，現在のところ見当たらなかった。したがって，腸管切除範囲縮小の目的でsecond look operationを行うことを弱く推奨する。

一方，広範囲の腸管壊死で急性期死亡の可能性がある場合や，術者や施設の経験などに関する総合的な判断でsecond look operationを行うほうが危険であると考えられる場合には，行わないことを推奨する。

一般向けサマリー

正常腸管では，小腸はカーテンレールのような長い範囲に固定されていて捻れにくくなっています（図11）[1]。一方，腸回転異常症では，小腸の根元の腸間膜が扇の要のように収束した場所に固定されていて，捻れやすくなっていることがあり（図12）[1]，そこで腸管が捻じれてしまうことを中腸軸捻転（図13）[1]といいます。中腸軸捻転が起こった場合，捻転した腸管の血流障害により，腸管壊死を起こす可能性があるため緊急手術が必要です。しかし，腸管の捻転を解除してもその時点では腸管の血流の戻りが悪く，

回復する部分と壊死へと進行してしまう部分の見分けがつかないことがあります。そのような時は，まず捻転の解除のみでいったん手術を終え，時間をおいてもう一度お腹を開けて，腸管の血流改善の有無を確認することがあり，これをsecond look operationといいます。second look operationでは，血流の改善がない部分のみを切除し，大量の腸管切除をできるだけ回避するようにします。

second look operationにより腸管の切除範囲の縮小ができたとするCRが散見され，また，これを上回る

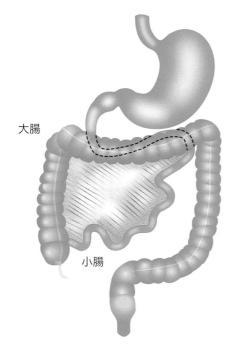

図11　正常腸管
日本小児外科学会ホームページ：http://www.jsps.or.jp/
archives/sick_type/tyoukaiten-ijoushou（2021.12.9アクセ
ス）[1]より作図

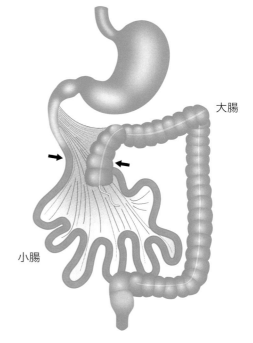

大腸

小腸

図12　腸回転異常症
日本小児外科学会ホームページ：http://www.jsps.or.jp/
archives/sick_type/tyoukaiten-ijoushou（2021.12.9アクセ
ス）[1]より作図

ほかの方法が見当たらないのが現状です。したがって，
腸回転異常症で中腸軸捻転により腸管壊死が併発し
ている場合には，second look operationを行うことを
弱く推奨します。
　一方，広範囲の腸管壊死により患者が危険な状態
の場合や，施設の状況からsecond look operationを行
うほうが危険であると判断される場合には，行わな
いことを推奨します。

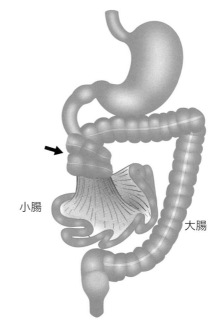

小腸

大腸

図13　中腸軸捻転
日本小児外科学会ホームページ：http://www.jsps.or.jp/
archives/sick_type/tyoukaiten-ijoushou（2021.12.9アクセ
ス）[1]より作図

V.

術
式

文献検索

CQ5に対して1次スクリーニングではPubMedから8編，医中誌Webから8編の計16編が抽出された。2次スクリーニングの対象になったのは10編で，最終的に，そのうちレビューの対象となったのはPubMedから3編，医中誌Webから7編の計10編であった。

メタアナリシスやSRはなく，1編の症例集積研究（CA）（6例），9編のCR（1例報告8件，2例報告1件）であった。対象は日齢0～17歳であった。いずれの症例もsecond look operationが施行されているが，アウトカムは死亡率の減少であった。残存小腸の長さが保たれる，中心静脈栄養離脱率が上昇する，手術関連合併症が増加する，術後合併症が増加する，とランダム化比較試験によってのみ検討しうる項目であり，CA，CRから推奨度を議論することは難しい状況であった。

以下，10編16症例の文献に基づき各アウトカムの結果を検討した[2～11]。

O1　死亡率が減少する

死亡率に関しては，短期的にはsecond look operationを行ったことに関連した周術期死亡と短腸症候群となった場合の中・長期の死亡がある。中・長期的な死亡率に関して言及した論文はなかった。

中田ら[2]の文献は6例のCAであり，死亡症例を1例含んでいた。死亡症例では生後9時間で発症，生後30時間で入院，その3時間後に初回手術となった。second look operation時（初回手術から26時間後）に初回手術時と同様の範囲で壊死腸管があり，空腸5cm，回腸末端10cmを残して切除された。術後21病日に腸閉塞から敗血症となり，再開腹手術が施行され，空腸3cmを残して盲腸と吻合したが，術後54病日に多臓器不全で死亡した。考察では，second look operationは病悩期間が長い場合に死亡するリスクがあるとしている。また，4例は腸管切除範囲を縮小できたとして，second look operationの有効性を示唆している。

O2　残存小腸の長さが保たれる

second look operationにより腸管切除を回避または切除範囲縮小が可能であった症例は，16例中7例であった[2～6]。回避できなかった9症例では残存小腸は10～60cm（中央値42.5cm）であった[2,7～11]。初回手術時に腸管切除を行わなかった症例は7例で，壊死腸管を切除している症例は8例であった。Third look operationを行った症例が1例あり，広範囲の腸管血流不良を認めたが，初回，24時間後のsecond look operationでも腸管切除を行わず，11週後の手術で萎縮腸管を切除し残存小腸40cmとなった[10]。

Kielyら[6]は虚血後の血栓に対し，tPA療法（静注血栓溶解療法）を行ったことで，虚血が改善され，腸管切除が回避できたとしている。血栓溶解療法は新生児血栓症に対する治療の一つとして海外からの報告が比較的多いのに対し，わが国では従来から報告は少ない。これは出血傾向を懸念しているためであるが，近年，全身状態が不良の腸回転異常症に対しては積極的に使用するにはリスクが大きいと考えられる。

O3　中心静脈栄養離脱率が上昇する

残存小腸が短い症例はすべて中心静脈栄養を併用していたが，離脱に関して言及している報告はなかった。

O4　手術関連合併症が増加する

手術関連合併症に言及している報告はなかった。また，中田ら[2]の文献では6例のうち手術関連合併症を発症した症例はなかった。

second look operationでは待機時間に全身状態が増悪する可能性がある。second look operationまでの待機時間は，16～72時間（中央値24時間）であった[2,4～8,10,11]。

O5　術後合併症が増加する

術後合併症に言及している報告はなかった。また，中田ら[2]の6例のうち術後合併症を発症した症例はなかった。

文献

1) 日本小児外科学会ホームページ：http://www.jsps.or.jp/archives/sick_type/tyoukaiten-ijoushou（2021.12.9アクセス）

2) 中田幸之介，他：小児外科 腸回転異常症 Second look operationを中心に．外科診療32：1670−1679，1990

3) 田中 潔，他：17年後に再捻転をきたし，大量腸切除を必要とした腸回転異常症の1例．日小外会誌48：76−80，2012

4) 新山 新，他：広範囲虚血に対し多段階手術で腸管を温存できた腸閉塞症の1例．日臨外会誌68：3036−3039，2007

5) 野中杏栄，他：広範囲腸管壊死に対して行ったSecond Look Operation後に腸管狭窄および閉塞をきたした腸回転異常症の1例．日小外会誌29：894−899，1993

6) Kiely EM, et al：Clot dissolution：a novel treatment of midgut volvulus. Pediatrics 129：e1601−e1604, 2012

7) 守谷充司，他：中腸軸捻転を伴った腸回転異常症で急性循環不全を呈した1例．仙台赤十字病医誌19：59−63，2010

8) 千葉正博，他：経胃瘻的夜間持続注入栄養法が効果的であった小児短腸症候群の一例．外科と代謝・栄39：189−196，2005

9) 東間未来，他：上腸間膜静脈血栓を伴った腸回転異常症の1例．小児外科37：819−823，2005

10) Houben CH, et al：Malrotation volvulus in a neonate：a novel surgical approach. Pediatr Surg Int 22：393−394, 2006

11) McCullagh M, et al：A new method of intestinal salvage for severe small bowel ischemia. J Pediatr Surg 29：1231−1233, 1994

＊＊＊

V.
術式

小児の腸回転異常症において、付加手術（腸管固定手術，予防的虫垂切除，癒着防止処置）を推奨するか？

推奨

腸管固定手術の明確な推奨ができない。予防的虫垂切除は行うことを弱く推奨するが，腹膜炎合併，腸管壊死，低出生体重児の場合は行わないことを弱く推奨する。癒着防止処置について検討した報告はなかった。

腸管固定手術	推奨の強さ	明確な推奨ができない。
	エビデンス	D（非常に弱）
予防的虫垂切除	推奨の強さ	2（弱い）：「実施する」，または「実施しない」ことを推奨する。
	エビデンス	D（非常に弱）
癒着防止処置	推奨の強さ	明確な推奨ができない。
	エビデンス	D（非常に弱）

解説

小児の腸回転異常症における付加手術として腸管固定手術，予防的虫垂切除，癒着防止処置があげられる。

腸管固定手術は付加することで術後再捻転が減るかどうか，予防的虫垂切除は虫垂炎関連合併症が減るかどうか，癒着防止処置は術後腸閉塞が減るかどうか，についてそれぞれ有用性の検討を行った。腸管固定手術については，質の高いエビデンスはなく，明確な推奨ができない。現在，腸管固定手術を取り入れていない施設がある一方で，腸管固定手術実施施設で術後再捻転を認めていない報告もあるため，今後臨床試験が必要である。

予防的虫垂切除については，多くの施設で施行されているが虫垂炎関連合併症が減るという有効性の報告は認められておらず，腹膜炎合併，腸管壊死，低出生体重児などのハイリスク症例には施行されていない。したがって，予防的虫垂切除を行うことを弱く推奨するが，腹膜炎合併，腸管壊死，低出生体重児の場合には行わないことを弱く推奨する。

癒着防止処置は，癒着の発症が抑えられる可能性と，それに相反した再捻転のリスクを増やす可能性が考えられるが，システマティックレビュー（SR）では癒着防止処置と術後癒着性腸閉塞や再捻転について検討した論文は認められなかった。

一般向けサマリー

小児の腸回転異常症の手術時に追加する処置として，腸管固定手術，予防的虫垂切除，癒着防止処置があります。腸管固定手術は，腹腔内に小腸が右に，結腸が左にくるように並べたあとで小腸や結腸を腹膜などと縫合固定する処置です。予防的虫垂切除は，腸回転異常症では虫垂が右下腹部にあるとは限らないため，万が一，虫垂炎になったときに右下腹部痛という典型的な症状が出ずに診断が遅れることを懸念して，虫垂をあらかじめ切除する処置です。癒着防止処置は，お腹を閉じる前に腸と腹壁との間に癒着防止材を入れて，腸と腹壁との癒着を予防することで癒着性腸閉塞などの合併症を防ぐ処置です。

今回，腸管固定手術を追加することで，腸回転異常症に伴う中腸軸捻転が再発する危険性が減るかどうか，予防的虫垂切除を追加することで虫垂炎に関連する合併症が減るかどうか，癒着防止処置を追加することで術後腸閉塞が減るかどうかについて，それぞれの有用性の検討を行いました。腸管固定手術については，腸管固定手術を取り入れていない施設，取り入れている施設ともにあり，腸管固定手術を追加した場合と追加しない場合で捻転が再発するかどうかを比較検討された報告が少なく，どちらかをおすすめするという判断はできませんでした。予防的虫垂切除については，虫垂炎関連合併症が減るとい

う有用性の報告はありませんでしたが，実際に多くの施設で行われている追加処置です。ただし，腸回転異常症の手術時に，腹膜炎を合併していたり，一部の腸が壊死してしまっていたり，お子さんが低出生体重児である場合などでは予防的虫垂切除を行うかどうか慎重に判断する必要があります。癒着防止処置については術後の癒着性腸閉塞を予防できる可能性がありますが，実際には癒着性腸閉塞が減ったという報告はありませんでした。一方，腹壁と腸が癒着しないために捻転が再発しやすくなる可能性もありますが，こちらも実際に再捻転が増えるという報告はありませんでした。

システマティックレビュー・サマリー
文献検索

CQ6に対して，1次スクリーニングではPubMedから120編，医中誌Webから98編の計218編が抽出された。そのうち，2次スクリーニングの対象になったのは，Pubmedから21編，医中誌Webから21編の計42編であった。最終的にレビューの対象となったのはPubMedから10編，医中誌Webから18編の計28編であった。メタアナリシス（MA），システマティックレビュー（SR），ランダム化比較試験（RCT）の論文はなかった。症例対照研究（CC）3編，症例集積研究（CA）12編，症例報告（CR）12編，その他1編であった。

O1 術後再捻転が減る

腸回転異常症の手術時に腸管固定手術を付加することにより，術後再捻転を減らすことができるかどうかについてのMA，SR，RCTの論文はなかった。CC，CA，CRの論文のみであった。

術後再捻転

岩出ら[1]は，全例腸管固定手術付加なしの全82例のCAのうち，3例/82（3.7％）に術後再捻転を認めたと報告している。

Bikoら[2]は195例のCAで術後再捻転は1例（0.5％），El-Goharyら[3]は161例のCAで術後再捻転は1例（0.6％），と報告している。

Hagendoornら[4]によると，固定手術付加についての記載はないため固定手術付加と術後再捻転の関連については述べられていないが，45症例に腹腔鏡下手術を行い，術後の再捻転・再発が7例（16％）に生じたと報告している。

福澤ら[5]は，全19例のCAのうち7例に腹腔鏡下手術を行い，術後再捻転を腹腔鏡下で1例（14％）認めた

と報告している。

一方，Oomsら[6]とFerreroら[7]は，それぞれ合計83例，40例のCAで腹腔鏡下と開腹を比較し，腸管固定手術付加の有無についての記載はないが，腹腔鏡下・開腹ともに再捻転を認めなかったと報告している。

腸管固定手術付加と術後再捻転

岩村ら[8]は，Half-Bill手術での腸管固定手術付加を53例に行い，術後再捻転は認めていないと報告している。

北河ら[9]は，Bill手術での腸管固定手術付加を11例に行い，術後再捻転は認めず，腸管固定手術の合併症も認めなかったと報告している。

腸管固定手術付加ありとなしの比較

単施設の症例を対象として後方視的に検討した腸管固定手術付加なし群と腸管固定手術付加あり群とのCCが2本あった[10,11]。

秋山ら[10]の報告では，腸管固定手術付加なし群は11例ですべてLadd手術，腸管固定手術付加あり群は11例ですべてHalf-Bill手術（Ladd手術に加えて十二指腸から空腸起始部を右側腎前面の後腹膜に固定する術式）が施行されていた。術後再捻転は，腸管固定手術付加なし群で1例，腸管固定手術付加あり群で0例であった。術後腸閉塞は，腸管固定手術付加なし群で2例，腸管固定手術付加あり群で1例であった。

Staufferら[11]の報告は，年代が古い論文（1980年）であるが，77例のうち固定手術付加を28例に施行し，捻転や腸閉塞での再手術の割合を報告しており，腸管固定手術付加あり群で16.6％，腸管固定手術付加なし群で10.4％の再手術となっている。ただし，再

手術適応が再捻転か腸閉塞かの詳細は不詳のため，腸管固定手術付加の有無での再捻転の割合については記載がない。

O2　虫垂炎関連合併症が減る

腸回転異常症の手術時に予防的虫垂切除を付加することにより，虫垂炎関連合併症を減らすことができるかどうかについてのMA，SR，RCT，CC，CAの論文はなかった。CRは主に「腸回転異常症を伴う急性虫垂炎」の論文であった。

予防的虫垂切除の有無についての記載

Kinlinら[12]によると，カナダの小児外科医へのアンケート調査で腸回転異常症の予防的虫垂切除の施行頻度は，always 70.2%，never 10.6%，sometimes 17.0%であったと報告されている。

Murphyらは[13]46例中37例（80%）に予防的虫垂切除を施行し，Ferreroら[7]は腹腔鏡下群で65%，開腹群で75%に予防的虫垂切除を施行したと報告しているが，虫垂炎関連合併症が減るかどうかについては記載がなかった。

山崎ら[14]は，腸回転異常症15例中9例に予防的虫垂切除を施行したが，腹膜炎合併や腸壊死や未熟児には予防的虫垂切除を施行しなかったと報告している。

腸回転異常症を伴う急性虫垂炎

腸回転異常症を伴う虫垂炎の診断は単純CT，超音波検査，造影CT，上部消化管造影などを用いて行われており，腸回転異常症合併を術前診断できた報告や，手術時に確認した報告，とさまざまである。いずれの報告でも虫垂炎の治療経過に腸回転異常症合併が影響を与えたという報告はなかった。

O3　術後腸閉塞が減る

腸回転異常症術後の腸閉塞について，MA，SR，RCTの論文はなく，CC，CA，CRの論文のみ認めた。しかし，癒着防止処置を付加することで，術後腸閉塞を減らすことができるかどうかについて言及している論文は存在しなかった。

術後腸閉塞

Bikoら[2]は1998～2008年に多施設で施行された147例（開腹124例/腹腔鏡下23例）のLadd手術症例を解析し，8例（5.4%）に癒着剥離術を施行したと報告している。

Mitsunagaら[15]は，1977～2013年に単施設で施行された87例（開腹/腹腔鏡下の記載なし）を対象に解析し，少なくとも1回の腸閉塞を22例（25.3%）に認め，3回以上の腸閉塞を12例（13.8%）に認めたと報告している。手術を必要としたのは12例（13.8%）で，その内訳は癒着剥離術が9例，腸瘻造設が3例であった。術後腸閉塞のリスク因子解析にて，初回手術時に腸管虚血を認めた症例の多くに腸閉塞を発症していた（13例/22，59.1%）。腸閉塞発症時期は術後早期から術後23年までで，多くの症例は術後7年以内に発症していた。

Oomsら[6]は，2004～2011年に単施設で施行された83例（開腹65例/腹腔鏡下18例）を対象に解析し，術後腸閉塞による再手術を開腹群で3例（4.6%）に認め，腹腔鏡下群では1例も認めなかったと報告している。

岩出ら[1]は，1990～2013年に単施設で施行された82例（開腹80例/腹腔鏡下2例）を対象に解析し，術後腸閉塞を10例（12.2%）で認め，9例（11.0%）に再手術（全例癒着剥離のみ）を必要としたと報告している。術後腸閉塞症例の初回Ladd手術時年齢は7日（3日～13歳7カ月）で，癒着性腸閉塞発症時の年齢は108日（16日～13歳7カ月）であり，新生児期に手術をされた症例が乳児期に腸閉塞を発症する傾向がみられている。

そのほかにも表13に示すようなCA，CCの報告があり[1,2,6～8,10,13,15,16]，Ladd手術後の腸閉塞の頻度は3.6～35.0%と報告にばらつきが目立った。

術後腸閉塞と癒着防止処置

近年，癒着防止処置として癒着防止材の有効性が報告されている。今回対象とした論文では，術後腸閉塞と癒着防止処置についての検討は認められなかった。

癒着防止処置を施行したかについて明記している論文は1編のみであった[1]。82例中10例（12.2%）の術

表13　Ladd手術後の腸閉塞の頻度（症例数が多い順）

Study	癒着防止処置	研究デザイン	症例数	術後腸閉塞	術式による違い
Bikoら，2011[2]	不明	症例集積	147	5.4%	
Mitsunagaら，2015[15]	不明	症例集積	87	25.3%	
Oomsら，2016[6]	不明	症例集積	83	3.6%	開腹群：4.6% 腹腔鏡群：0%
岩出ら，2016[1]	無	症例集積	82	12.2%	
岩村ら，2000[8]	不明	症例集積	56	8.9%	
Murphyら，2006[13]	不明	症例集積	46	23.9%	
Ferreroら，2017[7]	不明	症例対照	40	35.0%	開腹群：40% 腹腔鏡群：30%
佐野ら，2018[16]	不明	症例集積	29	34.5%	
秋山ら，2016[10]	不明	症例対照	22	9.1%	

後腸閉塞を認めているが，全例に癒着防止材は使用していなかったため，使用することで発症が抑えられる可能性が考えられたと考察している。

　一方，Mitsunagaら[15]は87例中22例（25.3%）の術後腸閉塞を認めているが，適度な癒着が再捻転予防にはたらくことから癒着防止処置が再捻転のリスクを増やす可能性を指摘している。一方で，開大した腸間膜に癒着防止材を貼付することで腸間膜根部の再狭小化や虚血性の変化を受けた腸管漿膜と腸間膜開大部との癒着を予防する可能性をあげ，今後の癒着防止処置を計画していると記述している。

文献

1) 岩出珠幾，他：当院で手術を行った腸回転異常症の82例の合併症の検討．日小児救急医会誌15：368–373，2016

2) Biko DM, et al：Assessment of recurrent abdominal symptoms after Ladd procedure：clinical and radiographic correlation. J Pediatr Surg 46：1720–1725, 2011

3) El-Gohary Y, et al：Long-term complications following operative intervention for intestinal malrotation：a 10-year review. Pediatr Surg Int 26：203–206, 2010

4) Hagendoorn J, et al：Laparoscopic treatment of intestinal malrotation in neonates and infants：retrospective study. Surg Endosc 25：217–220, 2011

5) 福澤宏明，他：腸回転異常症の治療　開腹手術と腹腔鏡手術．小児外科44：30–34，2012

6) Ooms N, et al：Laparoscopic treatment of intestinal malrotation in children. Eur J Pediatr Surg 26：376–381, 2016

7) Ferrero L, et al：Intestinal malrotation and volvulus in neonates：laparoscopy versus open laparotomy. J Laparoendosc Adv Surg Tech A 27：318–321, 2017

8) 岩村喜信，他：腸回転異常症術後再軸捻症．小児外科32：1168–1172，2000

9) 北河徳彦，他：年長児における腸回転異常症の診断と治療．小児外科37：803–808，2005

10) 秋山卓士，他：当院における腸回転異常症症例の検討　手術方法について．小児外科48：755–758，2016

11) Stauffer UG, et al：Comparison of late results in patients with corrected intestinal malrotation with and without fixation of the mesentery. J Pediatr Surg 15：9–12, 1980

12) Kinlin C, et al：The surgical management of malrotation：a canadian association of pediatric surgeons survey. J Pediatr Surg 52：853–858, 2017

13) Murphy FL, et al：Long-term complications following intestinal malrotation and the Ladd's procedure：a 15year review. Pediatr Surg Int 22：326–329, 2006

14) 山崎洋次，他：小児開腹術時のincidental appendectomy．小児外科23：569–573，1991

15) Mitsunaga T, et al：Risk factors for intestinal obstruction after ladd procedure. Pediatr Rep 7：5795, 2015

16) 佐野信行，他：腸回転異常症29例におけるLadd手術後イレウスの検討―当科開設38年間の集計．福島医誌68：133，2018

＊＊＊

索　引

か

下部消化管造影検査	24，37
カラードプラ	22，23，32 〜 35

さ

残存小腸	60
死亡率	20，60
手術関連合併症	49，54，60
術後合併症	42，58
術後再捻転	56，62，63
術後腸閉塞	42，64
上部消化管造影検査	20，32，33，35 〜 37
整容性	54
先天性横隔膜ヘルニア	9，42，44

た

短腸症候群	9
中心静脈栄養離脱	60
虫垂炎関連合併症	62，64
中腸軸捻転	9，11，17，20，22 〜 25，32 〜 39，42，48，58
腸回転異常症	9，17，20
腸管壊死	20，58，59
腸管虚血	49
腸管固定手術	62 〜 64
低出生体重児	62

な

内臓心房錯位	9，42，43

は

付加手術	62
腹腔鏡下手術	54，55
腹部造影 CT 検査	24，25，32，33
腹部単純 X 線検査	32 〜 34

腹部超音波検査	20 〜 22，32 〜 35，37，38
腹壁異常	9，42 〜 45
腹膜炎	62

ま

慢性中腸軸捻転	49
無症候性	42 〜 44，46，49，54

や

癒着防止材	11，62，64
癒着防止処置	11，62，64，65
予防的手術	42，43
予防的虫垂切除	10，62，64
予防的 Ladd 手術	42 〜 46，48，49

A–Z

abdominal wall abnormalities	9
Bill 手術	10，63
congenital diaphragmatic hernia（CDH）	9，43，44
fixation of the mesentery	10
Half-Bill 手術	63
heterotaxy syndrome（HS）	9，42 〜 44，46
Ladd 手術	10，24，49，64
malrotation	9
midgut volvulus	9
prophylactic appendectomy	10
second look operation	10，58 〜 60
short bowel syndrome	9
treatment to prevent adhesions	11

ちょうかいてんいじょうしょうしんりょう

腸回転異常症診療ガイドライン

定　価	2,860 円（本体 2,600 円＋税 10%） ※消費税率変更の場合，上記定価は税率の差額分変更になります。
発　行	2022 年 3 月 10 日　第 1 刷発行
編　集	日本小児外科学会
発行者	株式会社 東京医学社 代表取締役 蒲原 一夫 〒 101-0051　東京都千代田区神田神保町 2-40-5 　　　　　編集部　TEL 03-3237-9114　販売部　TEL 03-3265-3551 　　　　　URL：https://www.tokyo-igakusha.co.jp　E-mail：info@tokyo-igakusha.co.jp

印刷・製本　広研印刷株式会社

本書に掲載する著作物の複製権・翻訳権・上映権・譲渡権・公衆送信権（送信可能化権を含む）は（株）東京医学社が保有します。

ISBN 978-4-88563-734-6

乱丁，落丁などがございましたら，お取り替えいたします。

正誤表を作成した場合はホームページに掲載します。